건강한 노년을 위한
50 60 70 한의학

건강한 노년을 위한
50 60 70 한의학

1판1쇄 펴냄 2014년 6월 30일

지은이 김형찬
펴낸이 김경태
마케팅 박정우
편집 홍경화
디자인 최진규
일러스트 정민영
펴낸곳 퍼블리싱 컴퍼니 클

출판등록 2012년 1월 5일 제311-2012-02호
주소 122-842 서울시 은평구 연서로26길 25-6
전화 070-4175-4680 | 팩스 02-354-4680 | 이메일 editor@bookkl.com

ISBN 979-11-85502-05-2 13510

이 책은 저작권법에 의해 보호를 받는 저작물이므로 무단 전재 및 무단 복제를 금합니다.
잘못된 책은 바꾸어드립니다.

이 도서의 국립중앙도서관 출판예정도서목록(CIP)은 서지정보유통지원시스템 홈페이지(http://seoji.nl.go.kr)와 국가자료공동목록시스템(http://www.nl.go.kr/kolisnet)에서 이용하실 수 있습니다.(CIP제어번호: CIP2014017914)

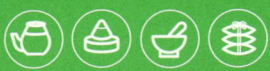

건강한 노년을 위한

50
60
70
한의학

김형찬 지음

여는 글

50대, 60대, 70대의 건강을 위한 맞춤 처방전

어떤 식으로 늙어야 하는지 아는 것은 지혜다.
그것은 생활의 위대한 기술에서 볼 때, 가장 어려운 장(章)의 하나다.
- 앙리 F. 아미엘

진료실을 찾아오신 많은 분이 "잘 자고 일어났는데 갑자기 허리가 아프기 시작했다." "시장에 다녀온 후 생긴 무릎 통증이 몇 개월이 지나도 낫지 않는다." "별생각 없이 받은 건강검진에서 중병에 걸렸다는 결과를 통보받았다."라며 이전에는 그렇지 않았는데 불편한 증상이 생겼다고 하십니다.

한 사람의 인생을 책으로 만든다면 그중 꽤 많은 페이지가 건강에 대한 내용으로 채워질 것입니다. 이 안에는 잠시 자신을 아프게 하다 사라진 상처와 질병의 이야기도 적혀 있을 것이고, 오랜 기간 혹은 인생을 뒤흔들 정도의 고통도 기록되어 있을 것입니다. 그리고 이 장의 많은 부분은 아마도 인생의 후반기에 쓰일 것입니다. 어느 날 아침, 갑자기 시작된 질병의 역사가 꽤 오랫동안 혹은 남은 인생 내내 이어질 수 있기 때문입니다.

사람은 누구나 성장이 멈춘 그 시점부터 늙기 시작합니다. 타고난 유전적 성향, 환경 그리고 삶의 방식에 따라 그 정도와 속도에 차이는 있지만 노화란 큰 흐름에서 벗어나지는 못합니다. 환자분들이 자주 이야기하는 것처럼 20, 30대의 신체적 기능을 유지하면서 건강하게 살다가 운명의 시간에 편안하게 삶을 마감하는 일은 불가능하진 않겠지만 지극히 어려운 일입니다.

하지만 나이가 들어가면서 생기는 건강 문제에 좀더 유연하고 능숙하게 대처하는 것은 젊은 몸을 유지하는 것보다 훨씬 쉽고 성공할 가능성이 높습니다. 생로병사의 틀에서 벗어날 수는 없지만 그 속에서 몸과 마음을 효과적으로 다루어, 좋은 건강 상태를 오랫동안 유지하는 것이지요.

그러나 몸과 마음을 잘 다루는 것이 말처럼 쉽진 않습니다. 카프카의 소설 《변신》에서처럼 어느 날 갑자기 곤충으로 변신하지는 않지만, 어느 순간부터 느껴지는 나이의 무게와 우후죽순처럼 생겨나는 질병은 젊었을 때는 몰랐던 매우 낯선 경험이기 때문입니다. 마치 항해를 하다가 말로만 듣고 남의 일처럼 여겨왔던 새로운 해역에 들어선 것과 같습니다. 자신을 지금의 위치에 이르게 해준 연륜과 경험도 노화와 질병이란 바다에서는 별 쓸모가 없게 되는 것이지요.

이 낯선 바다를 잘 헤쳐나가기 위해서는 우선 낡고 망가진 부분은 고치고 불필요한 짐은 과감하게 버려서 앞으로의 긴 여정을 대비해야 합니다. 이를 위해서는 몸과 마음의 구조와 기능을 잘 파악하는 것이 중요합니다. 그런 후에는 나아갈 방향을 잘 잡아야 합니다. 긴 호흡으로 앞으로 어떤 삶을 살아갈 것인지를 정하고 주변의 정보를 취합해서 자기만의 해도를 만들어야 합니다. 다른 사람들의 성공담이나 세상에 떠도는 이야기에 현혹되어서는 안 됩니다. 그런 정보들을 좇다보면 세이렌의 노랫소리에 홀린 배처럼 방향을 잃고 좌초되기 십상입니다. 스스로 취사선택하기 어렵다면 자신을 잘 아는 의사의 도움을 받는 것도 좋습니다. 더뎌 보이더라도 올바른 길로 가는 것이 지름길임을 잊지 말아야 합니다.

현 상태를 파악하고 갈 길이 정해졌다면 이제 실생활에 그것을 적용해야 합니다. 이 과정에는 시행착오와 시간이 필요합니다. 오래된 나쁜 습관은 쉽게 바뀌지 않고, 건강을 위해 마음먹고 시작한 일들은 생각만큼 잘되지도 않고 그 성과도 금방 나타나지 않기 때문입니다. 게다가 시시때때로 힘들고 우울한 일도 생기겠지요.

모든 일이 능숙해지기까지 시간이 걸리는 것처럼, 바뀐 생활방식에 몸과 마음이 익숙해지고 새로 익힌 기법들이 자기 것이 되기까지는 시간이 필요합니다. 싹을 틔우고 줄기를 뻗고 꽃을 피운 후에 열매가 맺히는 것이지 이제 막 싹이 나왔는데 열매를 따 먹으려고 한다면 안 되겠지요. 살아온 시간이 길고 병으로 인해 몸과 마음이 지쳐 있는 상태라면 더 많은 시간과 노력을 기울여야 할 것입니다.

상담을 하다보면 자신의 상태를 받아들이지 않거나 뭔가 특별한 방법이 있을 거란 기대를 버리지 않고 유명하단 곳들을 찾아다니시는 분들이 계십니다. 그 과정 속에서 자신에게 맞는 방법을 찾으면 좋지만, 대다수는 지치고 예민해지고 불신하는 마음을 갖게 됩니다. 이치에 맞는 평범한 것을 시간과 공력을 들여 지속하는 것이 가장 현명하고 강력한 방법임을 기억해야 합니다.

한의학에서는 사람이 몸, 감정, 기운 그리고 정신으로 이루어져 있다고 봅니다. 건강하게 살기 위해서는 이 모든 영역을 잘 다루어야 하는 것이지요. '몸짱'이나 마라톤 풀코스를 완주하는 체력, 성내지 않는 평정심, 비상한 기억력과 극도의 정신력이 건강의 기준이 될 수는 없습니다. 실제 건강하게 장수한 사람들을 봐도 체력이나 기력 그리고 정신력을 자랑하는 경우는 드뭅니다. 사람들의 호기심을 자극하는 뉴스거리는 될지 몰라도 큰 의미가 있는 일은 아니니까요. 중요한 것은 균형과 조화입니다.

    좋은 건강 상태를 유지하기 위해서는 신체적 기능과 감정 상태 그리고 기력과 정신력이 유기적으로 맞물려 잘 돌아가야 합니다. 이 중 한 부분에 문제가 생기거나 균형이 맞지 않으면 우리는 불편을 겪게 됩니다. 그런데 요즘 소개되는 건강법들을 보면 너무 한 부분(주로 몸과 물질적인 부분)만을 강조하고, 그렇게만 하면 건강에 관한 모든 문제가 해결될 것처럼 말합니다.

    실제 그렇게 된다면야 좋겠지만 실상은 그렇지가 못합니다. 좋은 건강 상태를 모든 조각이 잘 맞추어진 퍼즐에 비유한다면 그러한 방법들은 한 조각에 불과합니다. 우연히 필요한 조각일 수도 있겠지만, 아무리 멋진 그림이 그려져 있어도 다른 조각들과 조화를 이루지 못하면 그림은 완성되지 못하는 것이지요.

따라서 건강의 문제가 몸과 감정 그리고 정신의 영역 중 어느 부분에 뿌리를 두고 있는지를 먼저 살펴야 합니다. 그런 연후에 가장 핵심적인 부분을 다스려가면서 부수적인 문제를 해결해야 합니다. 뿌리가 썩어서 잎이 마르고 열매를 맺지 못하는데, 잎에 아무리 약을 치고 영양을 쏟아부어도 소용없는 것과 마찬가지입니다. 잠깐 좋아지는 듯하지만 시간이 지날수록 더 심각한 문제들이 발생하게 됩니다. 그런데 노화가 진행되고 병이 오래되면 순수하게 어느 한 영역에만 국한되어 문제가 발생하지 않습니다. 몸의 불편함이 오래되면 마음도 예민해지고 움츠러들고, 해결하지 못한 마음의 상처는 수십 년이 지난 후에도 다양한 형태의 신체적 불편을 만들어냅니다. 감정의 불균형은 기의 흐름에 이상을 가져오고 이것은 정신과 신체 기능 모두를 저하시키는 원인이 되기도 하지요. 중병을 선고받으면 몸과 마음 모두 활기를 잃고 시들기 시작합니다. 따라서 건강을 위협하는 파도가 쉼 없이 몰아치는 노년의 바다를 잘 항해하기 위해서는 감정을 잘 다루고, 신체적·정신적 기능을 일상에 불편함이 없을 정도로 유지하고, 기의 흐름을 원활하게 하기 위한 연습이 필요합니다.

물론 그렇다고 남은 여생을 온통 건강을 걱정하고 그것에만 매달려 보내라는 것은 아닙니다. 치열했던 삶의 속도를 조금 늦추고 몸과 마음을 들여다보면서 이전에는 몰랐던 자신을 알아가고, 자신에게 필요한 어렵지 않은 기법들을 익혀서 꾸준히 실천하는 것이 필요하다는 말입니다. 이를 통해 몸의 근육뿐만 아니라 감정과 정신의 영역에도 근육이 붙는다면 노화는 물론 그와 관련해서 발생하는 다양한 불편함을 어렵지 않게 짊어지고 살 수 있을 것입니다. 이렇게 된다면 감당할 만한 노년이 되는 것이지요.

이 책은 50대, 60대, 70대를 위한 책입니다. 상비약처럼 옆에 두었다가 필요할 때 언제든지 꺼내볼 수 있도록 응급편, 치료편, 예방편으로 구성하였고, 가나다 순으로 증상을 배치해 위급 상황에 조금이라도 빨리 도움을 받을 수 있게 했습니다.

응급편에서는 일상에서 쉽게 발생할 수 있는 응급 상황에 대한 처치법을 다루었습니다. 중요한 동작은 그림으로 표현해 좀더 쉽게 따라할 수 있으며, 일반적인 응급처치법과 더불어 한의학적 처치법도 함께 소개했습니다. 치료편에서는 나이가 들어가면서 발생하는 주요 질환에 대해 풀었습니다. 각 질환의 원인이 무엇인지를 설명하고 이를 어떤 방법으로 다스릴 수 있는지에 대해 약차 등 다양한 방법으로 처방했습니다. 예방편에서는 《동의보감(東醫寶鑑)》에 소개된 것 중에서 일상에서 쉽게 실천할 수 있는 건강 비법과 자신의 몸을 파악하는 방법을 이야기하고 큰병을 막기 위해서는 어떻게 보약을 선택해야 하는지 소개했습니다.

증상에 대한 즉각적인 해답도 제시했지만, 단순히 드러난 불편을 해결하는 것에 그치기보다는 그 증상이 의미하는 바를 파악해 이를 통해 좋은 건강을 유지하고 다른 문제가 발생하는 것을 예방하는 데 중심을 두었습니다. 또한 몸에 국한하기보다는 감정과 기의 흐름 그리고 정신적인 부분을 다루는 방법을 고루 제시해서 노년에 생길 수 있는 다양한 문제들을 감당할 수 있는 힘을 기를 수 있게 했습니다. 이 책이 노년의 시간을 질병과의 끊임없는 투쟁이 아닌 평화로운 공존의 시대로 만드는 데 작은 도움이 되었으면 좋겠습니다.

마지막으로 이 책은 퍼블리싱 컴퍼니 클 식구들이 없었으면 세상에 나오지 못했을 것입니다. 기획 단계부터 오랜 기간 묵묵히 기다려준 김경태 대표와 홍경화 님과 박정우 님께 고마운 마음을 전합니다. 삶의 든든한 뿌리이자 기쁨의 원천이 되어주는 아내와 딸아이에게도 감사와 사랑을 전합니다. 두 여인의 도움이 없었다면 이번 작업을 마치지 못했을 것입니다. 끝으로 건강한 노년에 대한 고민을 던져주고 롤모델이 되어준 환자들과 나이 많은 친구들에게도 인사를 전합니다.

명륜동에서
한의사 김형찬

차례

여는 글
50대, 60대, 70대의 건강을 위한 맞춤 처방전   4

응급편

팔이 부러졌다면 **골절**   18
개에게 물렸다면 **교상**   22
뱀에게 물렸다면 **교상**   24
벌에게 쏘였다면 **교상**   28
담이 결린다면 **근육통**   32
음식을 먹고 체했다면 **급체**   34
떡이 목에 걸렸다면 **기도 폐쇄**   38
뇌졸중으로 쓰러졌다면 **뇌졸중**   42
머리를 세게 부딪혔다면 **뇌진탕**   44
동상에 걸렸다면 **동상**   48
생선 가시가 목에 걸렸다면 **목에 가시**   52
코피가 난다면 **비출혈**   54
열사병에 걸렸다면 **열사병**   56
발목이 삐었다면 **염좌**   60

못에 찔렸다면 **자상**	64
저체온증이 온다면 **저체온증**	66
날카로운 것에 베였다면 **절상**	68
농약을 치다 갑자기 어지럽다면 **중독**	70
무릎이 까졌다면 **찰과상**	72
심하게 부딪혀 멍이 들었다면 **타박상**	74
뜨거운 것에 데었다면 **화상**	76
가슴에 통증을 느낀다면 **흉통**	78

치료편

간 질환	86	시력 저하	154
감기와 폐 질환	92	암	159
갱년기	96	오십견	166
검버섯	101	요추관 협착증	170
고혈압	105	우울증	174
골다공증	110	이명	179
당뇨병	115	전립선 비대증	183
대상포진	121	중풍	186
류마티스 관절염	124	진전	191
불면증	128	치매	196
비만	133	탈모	201
빈혈	141	통풍	205
소화불량	144	퇴행성 관절염	208
수족냉증	148		

예방편

1장 양생법

건강한 생활의 이상적 모습	217
때를 알고 때에 맞춰 살아야 한다	221
양생의 요점은 일상생활에 있다	226
손쉽게 실천하는 생활 속 양생법	235

2장 보약

보약은 왜 먹을까	243
나는 어떤 사람인가	246
내 몸에 맞는 약재는 어떤 걸까	250
내 몸은 어디가 허할까	252
기를 보하려면 어떤 처방이 좋을까	258
골라먹는 상황별 보약	262
좋다는 그것도 알고 먹자	265
보약 언제 먹고, 먹고 나면 뭐가 좋아지나	269
약은 어떻게 달여서 어떻게 먹나	272
건강한 삶이 최고의 보약	275

이 책에서 소개한 차와 처방, 외용법은 일반적인 내용이므로 반드시 먼저 주치의와 상담하여 활용하시기를 권합니다.

· **용어 정리**

　단방약: 1~2가지 약재를 이용한 간단한 처방
　외용법: 먹는 것이 아니라 신체 외부에 쓰는 치료법

응급편

팔이
부러졌다면

1. 다친 쪽 손을 가슴에 대고 수건이나 겉옷 등을 이용해 가슴과 팔을 고정합니다.
2. 적당한 두께의 패드나 수건 등을 넣어 팔과 가슴이 서로 닿지 않도록 합니다.
3. 출혈이 있다면 압박을 해 지혈합니다.
4. 골절 부위를 함부로 건드리거나 이동하면 안 됩니다.
5. 뼈가 피부를 뚫고 나오는 개방형 골절 시 억지로 뼈를 집어넣으면 안 됩니다.

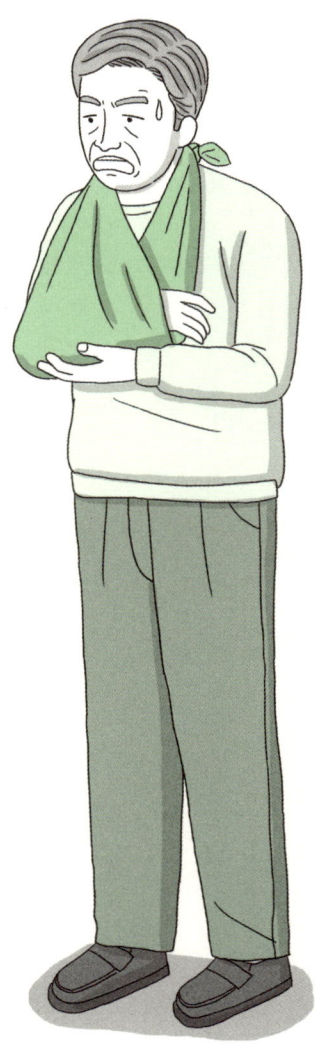

응급편

골절

뼈가 부러지는 것은 골격에 강한 충격을 받을 경우 누구에게나 발생할 수 있지만 상대적으로 뼈가 연한 어린아이와 근육이 약화되고 골다공증 등으로 뼈가 약해진 노인에게 많이 발생합니다. 팔에 골절상을 입으면 팔이 붓고 피부색이 변하며 압통이 심합니다. 또한 관절의 외형이 변화할 수 있고 잘 움직이지 못합니다. 이때는 의료기관을 찾아 적절한 치료를 받는 것이 가장 우선이지만, 의료기관까지 거리가 있는 경우 앞서 소개한 것처럼 응급처치를 하는 것이 좋습니다.

회복된 이후에는 뼈와 근육을 튼튼하게 하는 영양분을 섭취하고 생활 습관과 골절을 일으킬 수 있는 주위 환경을 개선함으로써 재발을 방지하는 것이 중요합니다.

한의학에서는 뼈의 건강과 신장의 기운이 연관이 있다고 봅니다. 따라서 위급한 상황이 지난 이후 신장의 기운을 보하는 처방에 근육과 뼈를 튼튼하게 하는 약재를 더해 조리하면 회복에 도움이 됩니다.

단방약

국산 홍화씨 4~8그램을 노릇한 정도로 살살 볶아서 믹서에 가볍게 갈아낸 후 같은 양의 생강을 넣고 끓여 먹으면 빠른 회복에 도움이 됩니다.

외용법

골절을 확인했다고 해도 부종이 심하면 깁스를 하지 못하는데, 이 경우 생지황을 찧어서 술과 밀가루를 함께 반죽해 골절 부위에 붙여두면 통증과 부종의 완화에 도움이 됩니다.

다리가 부러졌다면

1. 다리와 골반에 골절이 있다면 다리를 굽히지 않고 폅니다.
2. 다리에 힘이 들어가지 않는 자세에서 부목을 고정합니다.
3. 다친 부위의 위아래 관절이 있는 곳까지 부목을 대야 다친 부위가 움직이지 않습니다.
4. 출혈이 있으면 그 부위가 보이도록 부목을 대야 합니다.
5. 부목이 없으면 신문지를 여러 번 말거나 박스(골판지) 등을 이용할 수 있습니다.
6. 부목을 댈 때는 발바닥에 수건을 대서 발이 움직이지 않게 합니다.
7. 수건이나 압박 붕대로 부목을 감아줍니다.
8. 고정한 후에는 다친 부위를 심장보다 높게 해주는 것이 좋습니다.
9. 보호자가 있다면 다리 사이에 패드를 넣어 서로 부딪치지 않게 한 후 담요 등으로 양쪽 다리를 감싸고 천이나 수건으로 묶어 고정합니다.

개에게 물렸다면

1. 개를 잡아두고 개의 질병 상태를 파악합니다.
2. 물린 부위를 물로 충분히 씻어서 개의 침을 닦아냅니다.
3. 다시 몇 분간 비누로 씻고, 물로 깨끗하게 헹궈냅니다.
4. 상처를 소독하고 거즈로 감싼 뒤 병원에 갑니다.

개에게 깊이 물려 피부가 찢어지는 상처를 입은 경우에는 파상풍이나 광견병에 걸릴 수도 있습니다. 특히 어린이와 노약자는 물려서 생긴 상처로 인한 2차적인 감염증에 취약할 수 있으므로 더욱 유의해야 합니다.

개에게 물리면 일단 빨리 상처를 충분히 그리고 완벽하게 씻어내어 감염의 위험을 줄여야 합니다. 사람을 문 개는 잡아서 광견병이나 다른 질병이 없는지 알아보고, 개의 주인을 찾아 예방접종 여부를 확인해야 합니다. 상처에 대한 1차적인 처치가 끝나면 병원에 내원해서 파상풍 예방주사를 맞거나 감염 예방을 위한 치료를 받도록 합니다.

《동의보감》에서는 개에게 물렸을 때 상처 부위를 깨끗이 씻어내고 침을 이용해 출혈을 일으켜 독혈을 빼낸 다음 그 자리에 뜸을 뜨면 개에게 물려서 생기는 병을 막을 수 있다고 하는데, 상처를 소독하고 감염을 막기 위한 방법이었다고 생각됩니다.

단방약

음주를 금하고, 부추 생즙을 마시거나 살구씨로 죽을 쑤어 먹으면 효과가 있습니다. 《동의보감》에 따르면 개에게 물린 이후로는 개고기를 먹지 말아야 한다고 합니다.

뱀에게 물렸다면

1. 119에 신고합니다.
2. 물린 뱀을 기억해야 합니다.
3. 뱀의 사진을 찍을 수 있다면 찍어둡니다.
4. 반지나 시계같이 몸에 착용한 것을 빼야 합니다.
5. 물린 부위를 심장보다 아래에 둡니다.
6. 물린 부위보다 5~10cm 위(심장 쪽으로)를 압박해서 독이 퍼지는 것을 막습니다.
7. 가능한 한 움직이지 않고 안정을 취합니다.
8. 물린 부위를 차갑게 하는 것은 좋으나, 얼음팩을 하면 혈관이 수축되어 해독제가 듣지 않으므로 삼가야 합니다.
9. 절대로 뱀독을 입으로 빨아내지 않습니다.
10. 물린 사람에게 먹을 것을 줘서는 안 됩니다.

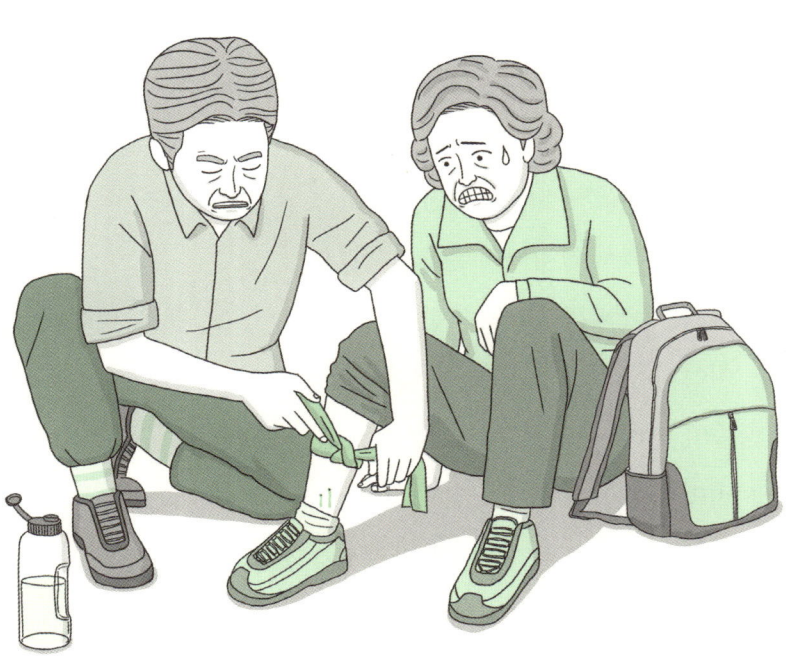

응급편

교상

야외 활동을 하다보면 간혹 뱀과 마주치게 됩니다. 보통 어느 쪽에서건 먼저 발견하고 피하지만, 때때로 뱀이 위협을 느껴 사람을 물기도 합니다. 우리나라에 서식하는 대다수의 뱀은 독이 없지만 운 나쁘게 물린 뱀이 독사라면 위중한 증상이 발생할 수 있습니다.

독사에게 물리면 그 자리가 붓거나 색이 변하고 맥박이 빨라지면서 숨이 가쁜 증상이 발생합니다. 심하면 쇼크 증상과 경련이 나타나면서 마비가 오고 의식을 상실해 사망에 이를 수도 있습니다.

일단 뱀에 물리면 그 뱀의 종류와 관계없이 119에 신고를 하고 병원에 가는 것이 좋습니다. 그 자리에서 응급처치를 하되 독이 퍼지는 것을 막기 위해서 움직이지 않도록 합니다.

한편 뱀에 물리면 그 자리를 칼로 째고 입으로 독을 빨아내야 한다는 이야기가 있지만, 이렇게 하면 입에 있는 상처나 충치 등을 통해 뱀독이 전해질 수 있으므로 삼가는 것이 좋습니다. 최근에는 '스네이크 바이트 키트(휴대가 간편한 것이 특징이며 아직 국내에서 구하기가 쉽지는 않지만 뱀에게 물렸을 때 물린 부위를 절개하여 독을 뽑아낼 수 있도록 구성된 도구)'라는 제품이 나오는데, 이 또한 훈련을 받은 사람이 꼭 필요한 상황에서 시행하는 것이 좋습니다.

뱀에 물리는 것을 예방하기 위해서는 정해진 등산로만을 이용하고 긴 바지와 발목을 가려주는 등산화를 착용하는 것이 좋습니다. 또한 수풀이 우거진 곳을 통과할 때는 등산용 지팡이나 긴 나뭇가지를 이용해 발 딛을 곳을 확인하면서 혹시 있을 뱀이 진동을 느끼고 피해갈 수 있도록 해야 합니다. 무엇보다 뱀과 마주쳤을 때는 갑작스럽게 움직이거나 쫓는 행동을 삼가고 일정 거리를 유지한 뒤 뱀이 지나가기를 기다렸다 가야 합니다.

벌에게 쏘였다면

1. 신용카드 모서리를 이용해 독침을 빼냅니다.
2. 물린 부위를 깨끗하게 씻습니다.
3. 차가운 찜질을 합니다.
4. 벌에게 쏘인 부분을 심장보다 높게 하면 붓는 것을 줄일 수 있습니다.
5. 알레르기 반응으로 호흡곤란을 일으키면 즉시 119에 신고합니다.

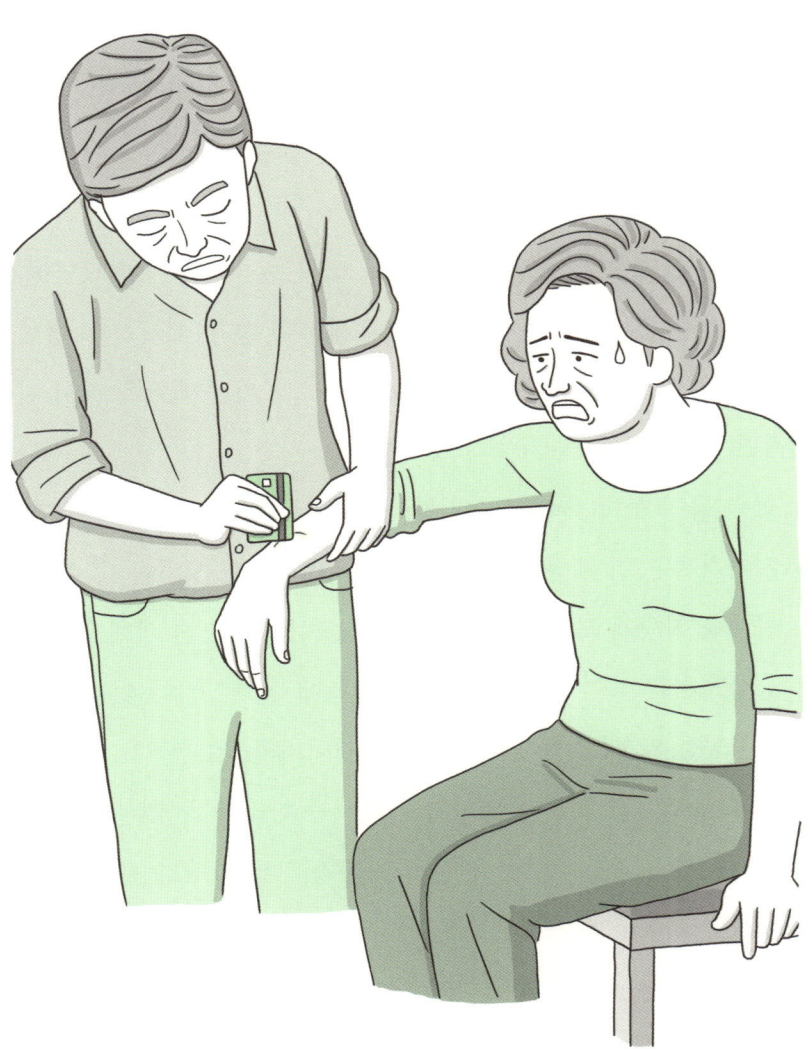

응급편

교상

등산이나 캠핑과 같은 레저 활동을 즐기는 인구가 늘어나면서 벌이나 벌레에게 쏘이는 일도 많이 발생하고 있습니다. 보통은 조금 아프고 붓는 정도에서 그치지만, 너무 많이 쏘이거나 벌독에 알레르기가 있는 경우 위험할 수 있으므로 유의해야 합니다.

먼저 벌에게 쏘이면 그 자리에서 벌침을 제거해야 합니다. 이때 손가락이나 집게로 뽑으면 벌독(침)이 더 들어가거나 침이 끊어질 수 있으므로 삼가야 합니다.

소독된 칼로 피부를 살살 문질러서 빼내는 것이 좋지만 적당한 도구가 없다면 신용카드 모서리를 이용해서 독침을 제거하는 방법도 있습니다. 그 후에 상처 부위를 깨끗이 씻고 차가운 찜질을 해서 진정시키면 통증과 부종을 막을 수 있습니다.

한편 목이 붓고 숨쉬기가 힘들어지며 어지럽고 의식에 문제가 생길 기미가 보이면 재빨리 119에 신고합니다. 물린 사람은 숨 쉬기 쉬운 자세를 취하게 하고, 의식을 잃고 숨을 쉬지 않으면 심폐소생술 같은 응급처치를 해야 합니다. 따라서 벌독에 알레르기가 있는 사람은 야외 활동을 할 때 해독제를 준비하는 것이 좋습니다.

벌에게 쏘이는 것을 예방하기 위해서는 화려하지 않은 색의 옷을 입는 것이 좋고 긴 소매 옷과 긴 바지를 입도록 합니다. 향수나 헤어스프레이 그리고 화장품 사용은 삼가야 합니다. 반짝이는 장신구 또한 착용하지 않는 것이 좋습니다. 벌과 만나더라도 팔이나 손수건 등으로 쫓지 말고 가만히 날아갈 때까지 기다려야 합니다.

외용법

개사철쑥, 질경이, 박하 같은 풀이 있다면 이것을 뜯어서 깨끗이 씻은 후에 짓찧어 그 즙을 바르거나 찧은 풀을 얹어놓으면 통증과 부종을 줄일 수 있습니다.

담이
결린다면

1. 따뜻한 물을 마시고 통증 부위를 따뜻하게 해줍니다.
2. 통증이 심하거나 따뜻한 팩의 느낌이 불편하면 차가운 팩으로 진정시킵니다.
3. 아프지 않은 방향으로 천천히, 그리고 최대한 움직여줍니다.
4. 족욕이나 반신욕을 합니다.
5. 운동이나 일을 줄이고 많이 자고 잘 쉽니다.
6. 자꾸 반복된다면 척추에 구조적 문제가 없는지 확인합니다.

흔히 '담이 결린다.' '어깨가 뭉쳤다.' '목이 안 돌아간다.' 하는 증상은 교통사고와 같은 갑작스러운 강한 충격에 의해서도 발생하지만, 그 이전부터 쌓인 신체적인 피로나 정신적인 긴장 혹은 목과 어깨를 피로하게 하는 업무 등이 주원인인 경우가 더 많습니다. 수분이 부족한 근육은 쉽게 뭉치므로 담이 결리면 먼저 따뜻한 물을 한 잔 마십니다. 꿀이나 레몬 그리고 생강처럼 순환을 촉진하고 근육의 피로와 긴장을 풀어주는 것을 넣어 마셔도 좋습니다. 그리고 나서는 목과 어깨 주변에 따뜻한 팩을 대주거나 마사지 오일 등을 바르고 잠시 편안한 자세로 쉽니다. 여건이 된다면 족욕이나 반신욕 등을 통해 불필요한 긴장을 풀어주고 순환을 잘되게 해주면 더욱 효과적입니다. 또한 통증이 많이 발생하는 방향의 반대쪽으로 자주 스트레칭을 해주면 좋습니다.

그런데도 목과 어깨가 자주 뭉친다면 몸을 쓰는 습관 등에 의해 경추(목뼈)나 흉추(등뼈) 혹은 어깨와 척추 간에 발생한 구조적 불균형이 원인일 수 있습니다. 이럴 때는 그 부위의 근육을 바로잡는 것이 효과적인 방법이며, 엑스레이 촬영 등을 통해 자신의 몸 상태를 자각하고 치료해나가는 것이 중요합니다.

단방약

갈근 8그램, 계지 4그램, 작약 4그램, 생강 4그램, 대추 4그램, 감초 2그램을 넣고 차로 끓여 마시거나 우엉차를 마시면 좋습니다.

음식을 먹고 체했다면

1. 소상혈을 따줍니다.
2. 합곡혈과 내관혈을 지압합니다.
3. 손바닥으로 배를 시계 방향으로 쓸어주며 잠시 걷거나 배를 따뜻하게 합니다.
4. 한 끼 정도 금식하거나 소화하기 쉬운 음식을 먹습니다.

소상혈

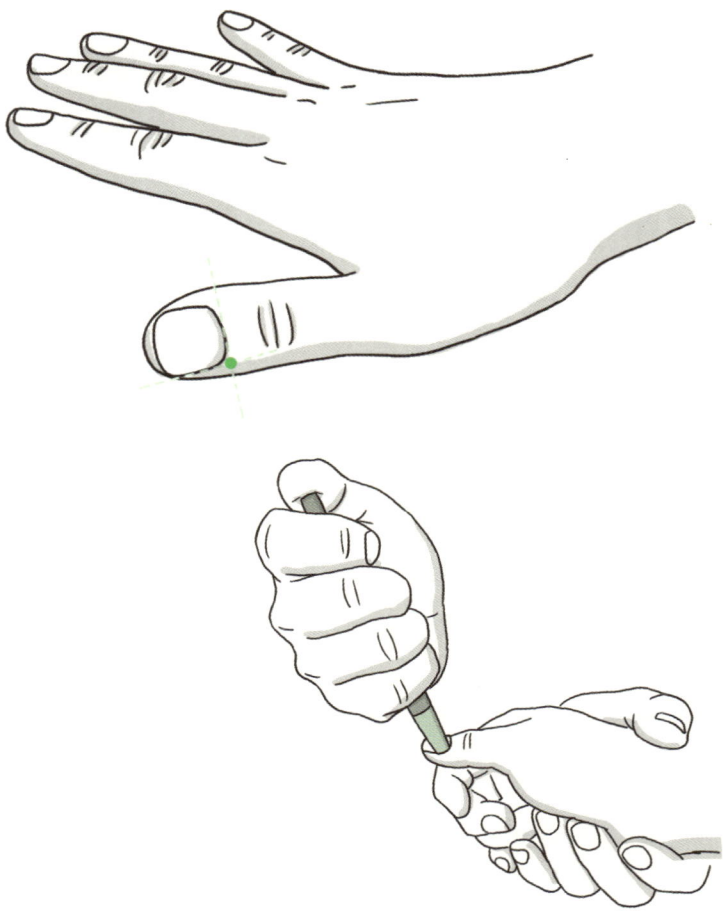

일반적인 소화불량은 속이 답답하고 더부룩하다가 약을 먹거나 시간이 지나면 나아집니다. 하지만 급체는 뱃속이 꽉 막힌 것 같고 가슴이 답답하며 어지럽고 머리가 아픕니다. 심하면 안색이 창백해지면서 식은땀이 나고 숨 쉬기도 힘들고 몸살이 난 것처럼 열이 나며 온 몸이 아프기도 합니다.

누워서 명치 아래나 명치와 배꼽 중간 부위를 눌렀을 때 극심한 통증이 있으면 체기가 있다고 할 수 있습니다. 또한 손을 만졌을 때 손바닥이 손등보다 뜨거우면 몸살기가 있더라도 감기가 아니라 위장의 문제로 유발된 것이라고 보면 됩니다. 이럴 때는 먼저 막힌 것을 통하게 하고 위장 기능을 회복시켜주어야 합니다.

한의학에서는 체하면 먼저 기의 흐름이 막힌다고 보아 기를 관장하는 폐경락을 먼저 다스립니다. 체하면 흔히 손을 딴다고들 하는데 이것이 바로 막힌 기의 흐름을 소통시켜주는 것입니다. 이때 폐경락(肺經絡)의 맨 마지막 혈자리인 소상혈을 따주면 효과가 있습니다. 위생을 위해 일회용 채혈침을 이용해서 출혈을 시키고 더는 피가 나오지 않을 때까지 꾹꾹 짜주면 좋습니다. 또한 합곡혈과 내관혈을 지압해주는 것도 위장의 운동을 정상화시키는 데 도움이 됩니다.

단방약

위장을 건강하게 하는 백출 4그램과 지실 2그램에 박하를 약간 넣어 차로 마시면 시원한 향이 더해져 소화를 돕습니다.

합곡혈   **내관혈**

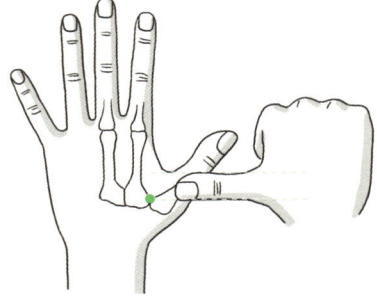
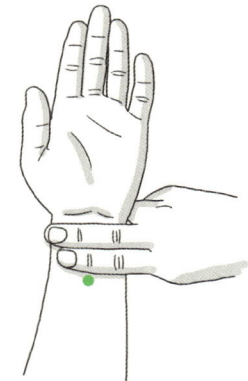

응급편

급체

각종 음식 중독에 대한 해독법

- 두부를 먹고 탈이 났을 때: 무를 달여 먹습니다.
- 게를 먹고 탈이 났을 때: 소엽을 달여 먹습니다.
- 생선회를 먹고 탈이 났을 때: 생강즙을 먹습니다.
- 채소를 먹고 탈이 났을 때: 칡뿌리를 달여 먹습니다.
- 과일을 먹고 탈이 났을 때: 육계를 달여 먹습니다.
- 개고기를 먹고 탈이 났을 때: 살구씨를 껍질을 벗겨 달여 먹습니다.

떡이 목에 걸렸다면

환자

1. 우선 119에 신고합니다.
2. 숨을 쉴 수 있다면 기침을 통해 뱉어냅니다.
3. 응급 상황이 해소되었더라도 병원에 가서 다른 문제는 없는지 확인합니다.

보호자

1. 우선 119에 신고합니다.
2. 의식은 있지만 호흡이 곤란하면 하임리히법을 실시합니다.
3. 하임리히법을 통해 이물질을 배출하지 못하고 환자가 의식을 잃는다면 심폐소생술을 시행합니다.
4. 응급 상황이 해소되었더라도 환자를 병원에 데리고 가서 다른 문제는 없는지 확인합니다.

하임리히법

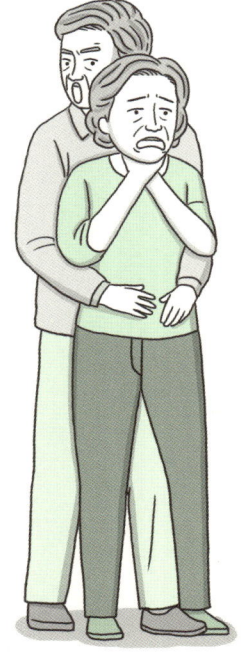

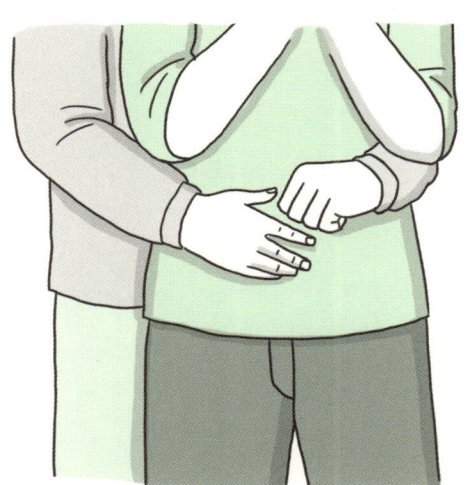

① 환자의 뒤에 서서 허리를 팔로 감싸고 한쪽 다리를 환자의 다리 사이에 둡니다.
② 한 손은 주먹을 쥐고 환자의 배꼽과 명치 중간에 댑니다.

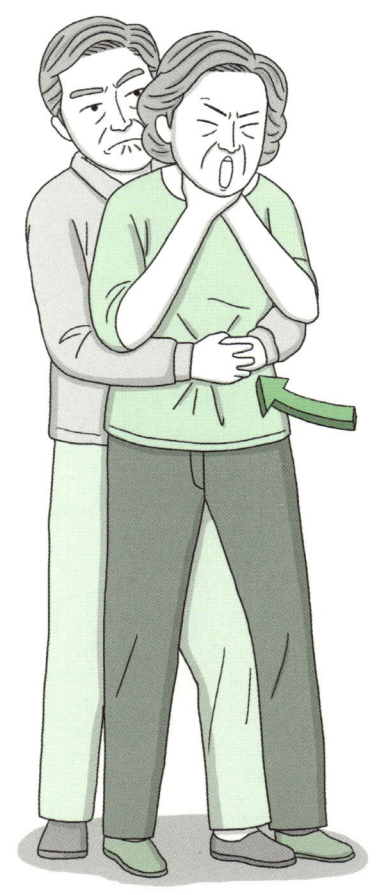

③ 다른 손으로 주먹 쥔 손을 감싸고 빠르게 위로 밀어올립니다. 기도를 막은 물질이 나오거나 의식을 잃을 때까지 반복해서 합니다.

정상적인 상태라면 우리가 먹은 음식이 기도로 들어가는 경우는 거의 없습니다. 후두개를 중심으로 주변의 근육과 신경계가 협동 작용해 음식물이 기도로 들어가는 것을 막기 때문입니다. 그런데 너무 급하게 먹거나 웃으면서 먹는 경우 그리고 술에 취해서 먹는 경우 종종 음식물이 기도로 넘어가는 일이 생깁니다. 잘 맞지 않는 틀니가 영향을 주기도 하고, 신경계와 근육계의 협동 작용이 둔화되어 기도가 막히기도 합니다. 보통은 사레들렸다고 하는 것처럼 재채기를 통해서 배출하지만, 이따금 먹던 음식이 기도로 들어가 숨을 못 쉬게 만들어 사망하기도 합니다.

음식을 먹던 사람이 갑자기 목을 움켜쥐고 얼굴이 파랗게 질린다면 기도 폐쇄가 발생한 것으로 판단해야 합니다. 신속하게 119에 연락하고 그 상황에 맞게 응급처치를 해서 위중한 상황이 벌어지는 것을 막아야 합니다. 뇌의 경우 5분 정도만 산소 공급이 되지 않아도 손상을 받으므로 얼마나 빨리 호흡을 확보하는가가 생명은 물론 이후의 건강에도 영향을 끼칩니다.

응급처치를 통해 이물질을 뱉어내고 호흡이 정상화되었어도 병원에 가서 검사를 받는 것이 좋습니다. 간혹 이물질 일부가 기관지를 거쳐 폐에 들어가 흡입성 폐렴을 일으키는 경우도 있고, 응급처치 과정에서 다른 부분이 손상을 입는 경우도 있기 때문입니다. 특히 노약자는 이런 부분에 취약하므로 더욱 관심을 기울여야 합니다.

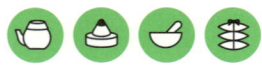

뇌졸중으로 쓰러졌다면

보호자

1. 3시간 이내 처치를 받아야 하므로 119에 신고합니다.
2. 환자를 조이는 넥타이와 벨트 등을 풀어줍니다.
3. 경련이나 발작을 일으킬 수 있으므로 주변 물건을 치웁니다.
4. 구토를 할 경우 얼굴을 옆으로 돌려 토하도록 합니다.
5. 손끝을 바늘로 따거나 몸과 얼굴을 흔들지 않습니다.
6. 만약 호흡이 멈추면 심폐소생술을 시행합니다.

뇌졸중은 발생 부위나 정도에 따라 위급함과 증상에 차이를 보이지만, 뇌에 혈액을 공급하는 혈관이 막히거나(경색), 터져서(출혈) 발생합니다.

뇌졸중은 특히 초기에 얼마나 빨리 응급의료기관에 도착하는가에 따라 예후가 크게 달라지므로 신속한 대처가 매우 중요합니다. 다음 증상이 갑자기 발생하거나 혹은 며칠에 걸쳐 조금씩 진행된다면 바로 가까운 병원에 내원해서 진단과 치료를 받아야 합니다.

뇌졸중을 확인하는 2가지 방법

스트로크(STRoke)

- 미소 짓거나 소리 내어 웃을 수 있는지 확인한다.(Smile)
- 질문에 제대로 된 문장으로 대답하는지 본다.(Talk)
- 양팔을 들어올릴 수 있는지 확인한다.(Raise)

패스트(FAST)

- 한쪽 얼굴이 무감각해지거나 처진다.(Face drooping)
- 팔에 힘이 없어지거나 감각이 없어진다.(Arm weakness)
- 발음이 분명치 않거나 말이 안 되는 말을 반복한다.(Speech difficulty)
- 위 증상 중 하나라도 보이면 즉시 119에 전화한다.(Time to call 119)

머리를 세게 부딪혔다면

보호자

1. 이름을 불러 의식이 있는지 확인합니다.
2. 의식이 없다면 혀를 손으로 잡아 기도를 확보하고 119에 신고를 합니다.
3. 상체만 일으켜주거나, 편하게 눕힙니다.
4. 이때 목과 머리가 움직이지 않도록 주의합니다.
5. 억지로 걷게 하거나 몸을 일으켜 세우지 않습니다.
6. 물이나 음료수를 먹이지 않습니다.
7. 피부에 상처가 났다면 소독을 하고 지혈을 합니다.
8. 혹이 났다면 그 부위에 냉찜질합니다.

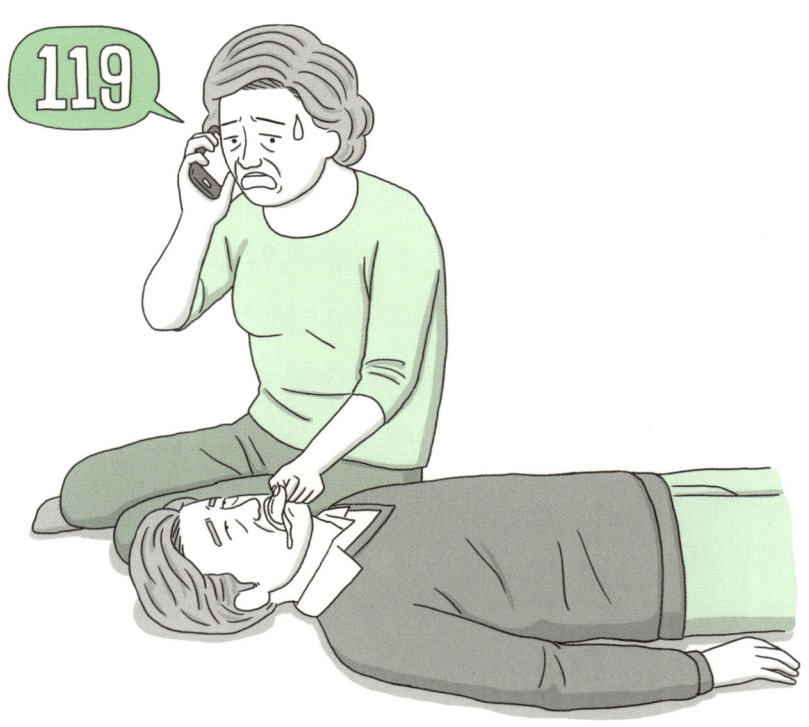

책상이나 식탁 밑에 떨어진 물건을 집으려다 머리를 찧었던 경험은 누구나 한 번쯤 있을 것입니다. 때론 날아오거나 떨어지는 물체에 머리를 부딪히기도 하고, 넘어지면서 머리를 찧기도 합니다. 가볍게 부딪히면 그 부위에 혹이 나고 얕은 상처와 함께 피가 좀 나는 정도에서 그칩니다. 이때는 상처를 지혈하고, 혹이 난 부위에 얼음찜질을 하면 며칠 지나 괜찮아집니다. 그런데 그 충격의 정도가 강하면 뇌진탕 증세가 발생할 수 있습니다.

'진탕(震蕩)'이란 말은 물체가 몹시 흔들려서 움직인 것을 말합니다. 뇌는 마치 섬처럼 뇌척수액으로 둘러싸여 있으며 이 액체는 외부의 충격으로부터 뇌를 보호하는 충격 흡수 장치 역할을 합니다. 그런데 외부에서 가해진 충격이 너무 강하면 미처 다 흡수하지 못하고 그 힘이 진동의 형태로 뇌에 전달됩니다. 말하자면 뇌가 흔들리게 되는 것이지요. 이렇게 되면 순간 의식을 잃게 됩니다. 권투경기에서 카운터펀치를 맞은 선수가 순간 힘없이 쓰러지고 의식을 잃는 것도 같은 원인입니다. 의식을 잃는 것은 충격을 받고 시간이 흐른 후에 발생할 수도 있습니다.

뇌진탕이 일어나면 두통, 어지러움, 피로감, 구토와 같은 증상이 나타나고 당시 상황에 대한 기억을 잃기도 합니다. 따라서 머리를 세게 부딪히고 나서 위와 같은 증상이 나타난다면 응급처치를 한 후 병원에 가서 검사를 받아보는 것이 좋습니다. 또한 사고 당시 검사상 문제가 없더라도 시간이 지난 후에 증상이 나타나기도 하므로 하루 이틀 정도는 누군가 옆에서 환자의 상태를 관찰하는 것이 좋습니다.

　심혈관계 질환으로 혈액 응고를 막는 약물을 복용 중인 경우 특히 외부의 충격에 취약하고 출혈로 인해 위중한 증상이 발생할 수 있으므로 바로 응급실에 방문하여 상황을 지켜보는 것이 좋습니다.

　머리에 물리적인 충격을 받은 환자 중에 검사상으로는 아무런 문제가 없는데도 두통이나 어지럼증을 호소하는 경우가 있습니다. 이런 증상은 당시 충격으로 발생한 어혈(瘀血, 타박상으로 피부 아래 피가 맺히거나 뭉친 것)이 풀리지 않아 그럴 수 있으므로 침과 약을 이용해 어혈을 풀고 머리로의 혈액순환을 돕는 방법으로 치료하면 좋습니다.

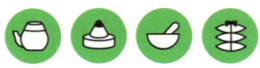

동상에 걸렸다면

1. 피부가 붉고 약간의 통증과 부기가 있습니다.
2. 실내에 들어와 젖은 옷을 벗습니다.
3. 담요 등을 덮어 체온을 유지합니다.
4. 37~40도의 따뜻한 물에 동상 부위를 30분 정도 담가 혈액 순환을 회복시킵니다.
5. 따뜻한 차를 마셔 몸에 온기를 되찾아주는 것이 좋습니다.
6. 동상 부위의 순환이 정상화되면 동상 연고를 발라줍니다.

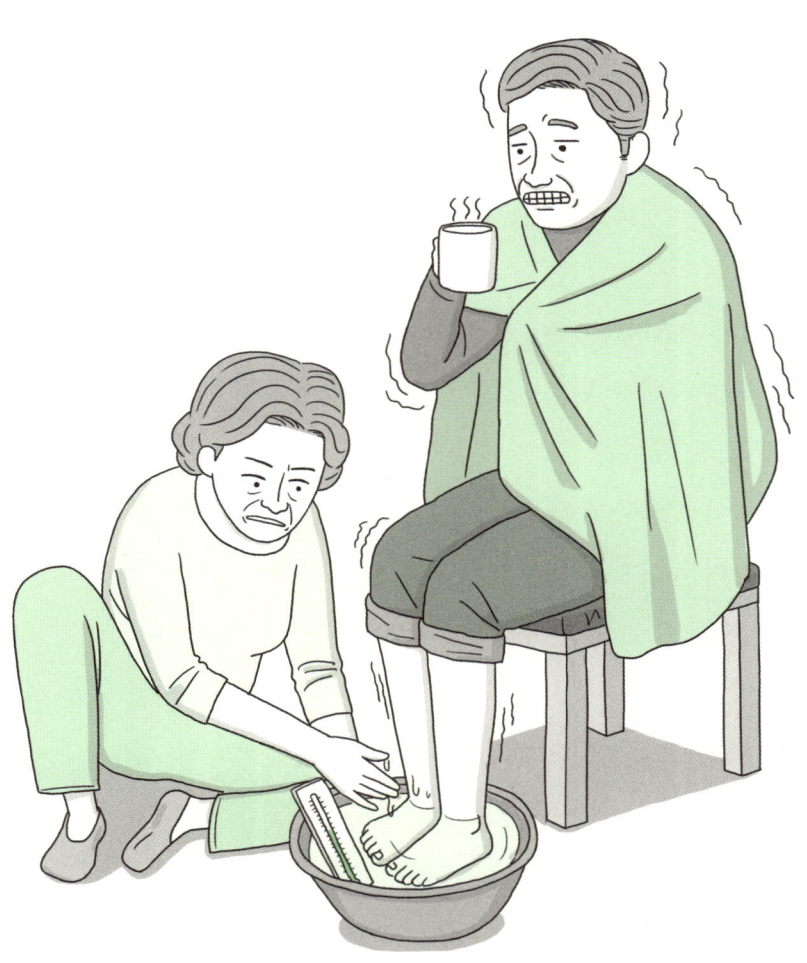

응급편

동상

일반적인 동상의 증상은 냉기에 노출된 부위가 혈액순환이 떨어지면서 검붉은색으로 변하고 살짝 부풀어오르는 정도이지만, 심하면 그 부위가 단단하고 창백하게 변하면서 감각이 떨어지게 됩니다. 여기서 더 진행되면 물집이 잡히고 조직의 괴사가 일어나며 심한 경우 근육과 혈관, 신경과 같은 조직까지 손상될 수 있습니다.

동상을 예방하기 위해서는 무엇보다 오랜 시간 추위에 노출되는 것을 피하는 것이 중요합니다. 뺨, 코, 귀 그리고 손발과 같이 동상이 걸리기 쉬운 신체 말단 부위를 잘 가리고, 따뜻한 물이나 차 그리고 음식을 수시로 먹는 것이 좋습니다. 땀이나 물에 젖은 옷과 양말은 체온을 급격히 빼앗아가고 순환을 떨어뜨리므로 착용하지 말아야 합니다. 발을 꼭 조이는 신발은 피하고, 신발 속에서 발가락을 자주 움직이는 것이 좋습니다. 당뇨병 환자는 신체 말단의 혈액순환이 잘 안 되고 감각이 떨어져서 동상에 걸리기 쉽고 동상으로 인한 합병증도 발생하기 쉬우므로 더욱 주의해야 합니다.

동상에 걸렸을 경우 문지르거나 강하게 마사지를 하는 것은 삼갑니다. 또한 따뜻한 물로 동상 부위를 녹일 경우 체온에 가까운 정도의 온도가 혈액순환 회복에 가장 좋습니다.

단방약
평소 몸이 냉한 사람들은 겨울철에 생강차나 계피차를 즐겨 마시는 것이 도움됩니다.

외용법

• 벌꿀과 라드(돼지기름)를 2대 1 비율로 용기에 넣고 약한 불로 가열하면서 섞어서 고를 만들어 두었다가 가벼운 동상에 발라주면 도움이 됩니다. 알로에 속살이나 알로에 연고도 동상에 효과가 있습니다.

• 말린 청양고추를 가루 내거나 잘게 잘라 신발이나 양말 속에 넣고 활동하면 동상의 예방에 도움이 됩니다.

심한 동상에 걸렸다면

1. 피부가 창백하며 감각이 떨어지고 수포가 발생했다면 심한 동상입니다.
2. 심한 동상은 119를 부르거나 응급실로 갑니다.
3. 구급차를 기다리는 동안 환부를 잘 감싸 외부 자극을 피합니다.
4. 물집은 2차 감염이 발생할 수 있으니 터뜨리면 안 됩니다.

생선 가시가 목에 걸렸다면

1. 거울 앞에서 입을 벌리고 목 안을 살펴봅니다.
2. 가시가 보이면 핀셋으로 집어냅니다.
3. 식초나 유자차와 같은 새콤한 차를 마십니다.
4. 시간이 지나도 통증이 있으면 날달걀을 먹습니다.
5. 통증이 지속되면 내과나 이비인후과에 갑니다.

생선을 먹다가 목에 가시가 걸린 경험은 누구나 한 번쯤은 있을 것입니다. 가시가 크지 않고 가볍게 걸려 있는 경우에는 목 주변 근육의 움직임에 의해 저절로 빠져나오게 됩니다. 그런데 때론 시간이 지나도 계속 아프고 침이나 음식을 삼킬 때 통증이 발생하기도 합니다.

이럴 때는 우선 밝은 곳에서 손전등을 비추면서 목 안을 들여다봅니다. 가까운 곳에 가시가 보일 경우에는 핀셋을 이용해서 빼줍니다. 보이지 않을 때는 날달걀을 먹거나 음식 만들 때 쓰는 식초를 천천히 마시면 가시가 빠져나오기도 합니다.

《동의보감》에는 엿을 먹으라고 되어 있는데, 엿의 단맛과 점성이 근육의 긴장을 풀고 생선 가시를 빼는 데 도움이 된다고 본 것입니다. 집에 엿이나 조청이 있다면 이용해볼 만하다고 생각합니다. 하지만 맨밥에 김치를 얹어서 씹지 않고 삼키는 식의 강한 물리적 자극을 주는 방법은 삼가야 합니다. 가시가 더 깊게 박히거나 식도에 상처를 내서 2차적인 문제를 일으킬 수 있기 때문입니다. 여러 방법을 써도 가시가 빠져나오지 않으면 가까운 병원을 찾아가서 내시경으로 보면서 제거하는 것이 가장 안전합니다.

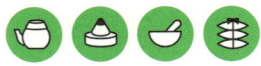

코피가 난다면

1. 고개를 살짝 숙입니다. 머리를 뒤로 젖히지 않습니다.
2. 손가락으로 약 10분 동안 코를 누르고 입으로 숨을 쉽니다.
3. 코 주위와 뒷목에 차가운 팩을 대주면 도움이 됩니다.
4. 피가 멈춘 후에는 잠시 휴식을 취합니다.
5. 하루 정도는 세게 코를 풀지 않는 것이 좋습니다.
6. 음주나 과격한 신체 활동을 삼갑니다.
7. 30분이 지나도 지혈이 되지 않으면 병원에 갑니다.

어린아이의 경우에는 코의 점막이나 혈관 등이 얇고 약해서 상대적으로 어른보다 쉽게 코피가 납니다. 성인의 경우에는 물리적인 충격, 과로, 코를 너무 많이 풀거나 건조한 환경에 노출되었을 때 코피가 날 수 있습니다.

코피는 그 출혈 양상에 따라 코의 앞부분에서 나서 콧구멍을 통해 나오는 경우와 코의 뒷부분에서 출혈이 발생해서 목으로 넘어가는 경우가 있습니다. 코를 통해서 나오는 경우는 보기에는 심각하지만 코에 국한된 문제로 발생하는 경우가 많아서 머리를 뒤로 젖히지 않고 지혈을 잘해주면 별문제 없이 회복됩니다. 머리를 뒤로 젖히면 피가 기도로 넘어갈 수 있으므로 자연스럽게 흐르게 하면서 지혈하는 것이 좋습니다. 하지만 코 뒷부분에서 발생한다면 고혈압과의 관련성을 점검해볼 필요가 있습니다. 특별한 원인이 없는데도 코피가 자주 발생하거나 지혈이 잘 안 된다면 병원에 가서 원인을 알아보는 것이 좋습니다.

외용법
알로에 속살이나 100% 알로에 젤을 콧속에 발라주면 건조해서 생기는 코피를 예방하는 데 도움됩니다.

지압법
머리와 목뼈가 만나는 주변을 지압해주면 지혈에 도움이 됩니다.

열사병에 걸렸다면

보호자

1. 먼저 119에 구조를 요청합니다.
2. 환자를 바람이 잘 통하는 시원한 곳으로 옮깁니다.
3. 옷을 벗겨서 열 배출을 돕습니다.
4. 피부에 물을 뿌리거나 젖은 수건으로 몸을 닦아줍니다.
5. 부채질이나 선풍기를 틀어 몸을 식혀줍니다.
6. 얼음주머니를 겨드랑이나 서혜부(아랫배와 접한 넓적다리 주변)에 넣어줍니다.
7. 의식이 있다면 물과 이온음료 등을 마시게 합니다.

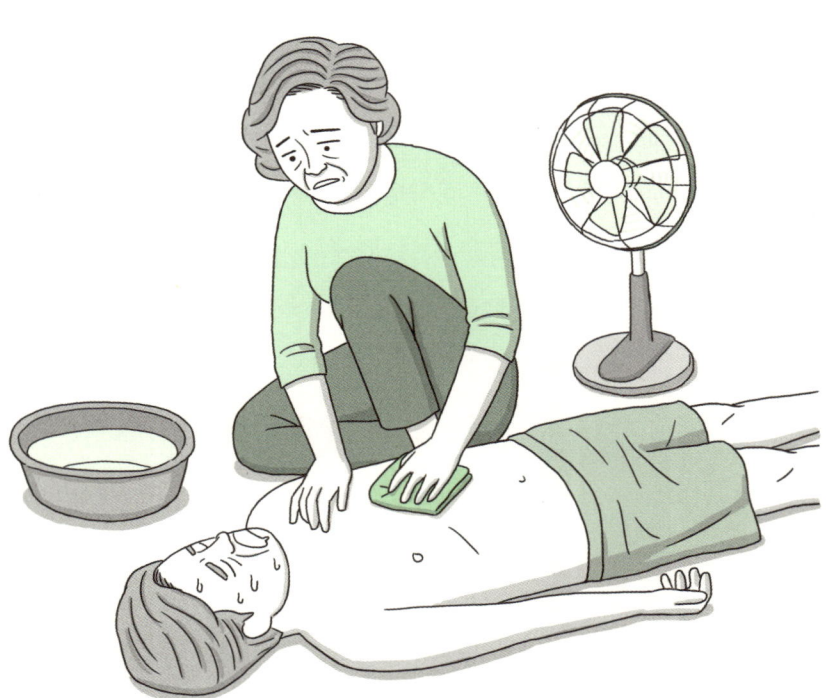

응급편

열사병

여름철 더위로 인한 대표적인 증상이 일사병과 열사병입니다. 우리가 흔히 여름철에 더위 먹었다고 이야기하는, 기운이 없고 어지럽고 입맛이 떨어지는 증상은 일사병에 해당합니다. 열사병은 장시간 고온다습한 곳에 있으면 열 배출이 잘 안 되고 심부 체온이 상승하여 발생합니다. 피부는 뜨겁고 건조하며 붉은색을 띠고 땀을 흘리지 않습니다. 실제로 체온이 상승하고, 두통과 무력감, 어지러움이 발생하며, 심하면 의식장애와 경련을 일으키고 사망에 이를 수도 있습니다.

한의학에서는 일사병이나 열사병처럼 여름철 더위에 노출되어 생기는 증상을 서병(暑病)이라고 하는데, 구급 방법은 앞서 소개한 것과 비슷하지만 배꼽 주변의 복부를 따뜻하게 해줄 것과 체온조절에 너무 찬물을 쓰지 말 것을 이야기합니다.

더위 먹는 것을 피하는 일반적인 여름철의 건강관리 요령은 다음과 같습니다.

- 수분을 충분히 섭취합니다. 이때 너무 차갑게 먹는 것은 도리어 해가 되고, 카페인 음료는 이뇨 작용을 촉진하므로 가능한 한 적게 섭취하는 것이 좋습니다. 땀을 많이 흘린 후에는 땀을 통해 배출된 염분이나 미네랄을 보충해주는 것이 좋습니다.
- 식사는 가볍게 합니다.
- 폭염주의보가 내렸을 때는 야외 활동을 삼갑니다.
- 땀 배출을 돕는 소재의 옷을 선택하고, 꽉 조이는 옷보다는 약

간 헐렁한 옷을 입습니다.

• 환기를 적절히 하고, 실내 온도를 26도 내외로 유지합니다.

단방약

맥문동 8그램, 인삼과 오미자를 4그램씩 넣어 차로 마시면 땀을 통해 빠져나가 부족해진 기운과 진액을 보해서 더위로 지친 몸을 회복시켜줍니다.

일사병 응급처치 방법

증상 피부가 차갑고 촉촉하며 실제 체온 변화는 크지 않지만, 힘이 빠지고 두통과 어지럼증을 느낍니다.

보호자
1. 바람이 잘 통하는 서늘한 곳으로 옮깁니다.
2. 옷을 느슨하게 하고 쉬게 합니다.
3. 차갑지 않은 물이나 이온음료 등을 마시게 해서 수분과 전해질을 보충합니다.
4. 다리를 머리보다 높게 하고 몸을 가볍게 마사지합니다.
5. 의식장애가 있으면 무리하게 물을 먹이지 말고 119에 연락합니다.

발목을 삐었다면

1. 가능한 한 빠른 시간 내에 얼음찜질합니다.
2. 얼음찜질은 최대 20분까지 합니다.
3. 발목을 심장보다 높게 하고 눕는 것이 좋습니다.
4. 삔 발로만 설 때 통증이 심하거나 외발로 설 수 없으면 엑스레이 촬영을 통해 부러졌는지 확인합니다.
5. 하루나 이틀 후에는 20분 내외로 따뜻한 찜질을 합니다.
6. 삔 부위에 열감이 있거나 따뜻한 팩을 할 때 통증이 심해지면 차가운 팩을 더 하도록 합니다.
7. 잘 때 발목을 심장보다 높이 하면 부종의 예방과 완화에 좋습니다.

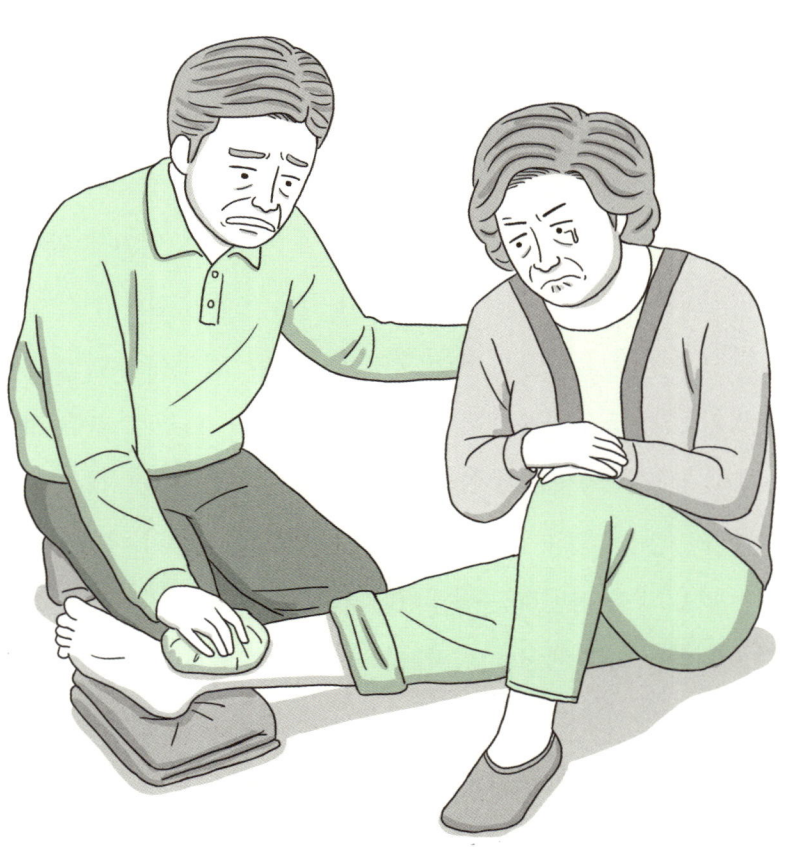

응급편

염좌

발목 염좌는 발을 잘못 딛거나, 넘어지거나 발목이 꺾이면서 발생하는 경우가 많고 때로는 잘못된 걷는 습관, 과도한 사용, 체중에 비해 하체가 상대적으로 약할 때 특정 근육과 인대에 피로가 누적되면서 발생하기도 합니다. 이때 '시간이 지나면 낫겠지.' 하고 가볍게 생각하고 방치하면 통증이나 부종이 오래가거나, 쉽게 다시 삐거나, 만성적인 통증이 되므로 잘 회복시켜주는 것이 좋습니다. 증상은 걷거나 누를 때 아프고 붓고 열감이 느껴지며, 피하출혈로 인해 멍이 들기도 합니다. 또한 발목을 삐고 난 다음 날 심해지는 경향이 있습니다.

일단 뼈에 이상은 없는지 인대의 손상이 어느 정도인지를 확인하는 것이 필요합니다. 뼈에 충격이 갔거나 인대 손상이 심하면 깁스 등으로 다친 부위를 고정하고 쉬는 것이 좋습니다. 인대가 늘어난 정도라도 활동할 때는 발목보호대나 압박붕대 등으로 다친 부위를 지지해주고 쉴 때는 풀어주는 방식으로 관리해주는 것이 좋습니다.

발목 염좌에서 잊지 말아야 할 사실이 있는데 통증이 사라졌다고 해서 다 나은 것은 아니라는 점입니다. 간혹 다친 부위가 아프지 않으면 다 나았다고 생각해서 이전처럼 사용하는 경우가 많습니다. 하지만 이렇게 하면 회복이 덜 된 인대에 무리가 와서 통증이 재발하거나 다시 삐는 경우가 생기기도 하고, 때론 인대가 약화된 상태가 지속되어 만성적인 증상이 되기도 합니다. 따라서 통증이 없어지더라도 일과 시작 전에 발목과 다리 근육과 관절을 가볍게 풀어주고, 일과를 마치고 나서는 혈액순환을 좋게 해주는 따뜻한 찜질이나 족욕 등을 통해 관리해주는 것이 좋습니다.

한의학에서는 소화 기능이 약하거나 여성의 경우 아랫배가 차고 혈액순환이 안 되면 발목이 약화된다고 봅니다. 자신이 발목이 약하거나 이유 없이 잘 뻔다면 이러한 원인도 찾아보는 것이 좋습니다.

외용법
생지황을 짓찧어서 밀가루와 소주를 함께 반죽한 다음 다친 부위에 붙이고 랩으로 싼 후에 양말을 신고 자면 부종과 통증의 개선에 도움이 됩니다.

못에
찔렸다면

1. 못을 빼내고 찔린 부위를 압박해서 피를 짜냅니다.
2. 찔린 곳을 흐르는 물로 씻어냅니다.
3. 상처 부위를 소독하고, 출혈이 심할 때는 소독한 거즈를 이용해 지혈합니다.
4. 병원에서 진료를 받습니다.

공사장 주변을 지나거나 집에서 작업하다가 무심코 못에 찔리거나 밟는 경우가 있습니다. 가볍게 긁히거나 살짝 찔린 경우에는 일반적인 상처를 치료하는 것처럼 찔린 부위를 물에 씻어내고, 소독된 거즈로 지혈을 해주면 별다른 문제 없이 낫습니다. 하지만 녹이 슨 못에 찔렸다거나, 찔린 부위가 혈관이나 신경 혹은 중요한 장기가 있는 부분이거나, 깊이 찔렸을 때는 중한 증상으로 발전할 수 있으므로 유의해야 합니다.

특히 녹슨 못에 찔렸을 때는 파상풍 우려가 있습니다. 파상풍은 증상이 나타나기까지 일주일 정도 잠복기가 있기 때문에, 당장은 큰 이상이 없어 보이더라도 응급처치 후 병원에 가서 감염 여부를 확인하고 파상풍에 대한 예방 조치를 취하는 것이 좋습니다. 사정이 있어서 병원에 가지 않았더라도, 찔린 부위에 고름이 생기거나, 주위로 근육이 수축하는 증상이 나타나거나, 이틀 정도가 지났는데도 아프고 붓고 열이 난다면 바로 병원에 가서 진료를 받아야 합니다.

당뇨병이나 심혈관계 질환으로 약을 복용하고 있다면 상처의 회복과 지혈이 잘 안 될 수 있습니다. 이 경우 못에 찔렸다면 응급처치 후 병원을 찾아 2차적인 문제가 발생하지 않도록 처치하는 것이 좋습니다.

저체온증이 온다면

1. 신고가 가능한 지역에 있다면 119에 신고합니다.
2. 바람이 불지 않는 곳으로 이동합니다.
3. 체온 유지를 위해 바닥에 널판지나 시트를 깝니다.
4. 젖은 옷은 바로 벗고 몸을 말립니다.
5. 옷을 여러 겹으로 껴입고 모자와 장갑을 착용해 체온의 손실을 막습니다.
6. 초콜릿과 같은 열량이 높은 음식을 섭취합니다.
7. 위급한 경우 동료가 있다면 담요나 겉옷을 함께 덮어 체온을 나눕니다.

겨울철 술에 취해서 길에 쓰러졌을 때 혹은 산행 중이나 물놀이를 하다가 고립되었을 때 사망에 이르게 되는 원인이 바로 저체온증입니다. 단순히 춥다고 느끼는 오한 증상과는 달리 실제 체온이 35도 이하로 떨어지면서 내부 장기의 기능이 저하되어 위험한 상황에 이르게 되는 것이지요.

가벼운 수준일 때는 추위를 느끼고 신체의 반응 속도가 떨어지는 정도지만 더 진행되면 두통과 함께 눈이 잘 보이지 않게 되며 의식이 혼미해지고 호흡이 감소하면서 혼수상태나 호흡중단과 같은 위중한 증상이 발생합니다. 이 증상은 자각하지 못하는 사이 서서히 몸의 기능들이 저하되고 악화되기 때문에 더 위험합니다. 흔히 영화나 책에서 "잠들면 안 돼!" 하고 외치는 단계는 저체온증이 상당히 진행된 상태라고 볼 수 있습니다.

저체온증은 일단 발생하게 되면 위중한 상태에 이를 수 있으므로 무엇보다 예방이 중요합니다. 겨울철 산행을 한다면 땀 배출이 잘되고 빨리 마르는 소재의 옷을 선택하는 것이 좋고, 얇은 옷을 겹쳐 입어서 땀과 체온의 변화에 따라 벗고 입는 것이 좋습니다. 또한 자신의 이동 경로를 다른 사람에게 미리 말해두거나 동료와 함께 가야 합니다. 고립될 상황을 대비한 식량과 생존 도구 등을 챙기는 것도 필요합니다. 따뜻한 물이나 생강차와 계피차 같은 성질이 따뜻한 차를 천천히 마시도록 하고, 카페인이 함유된 음료나 술은 체온을 급격히 떨어뜨리므로 마시지 않습니다.

날카로운 것에 베였다면

1. 먼저 깨끗한 물로 상처 부위를 씻어냅니다.
2. 소독된 거즈나 깨끗한 수건을 대고 힘껏 눌러서 지혈합니다.
3. 거즈나 수건이 피로 젖어도 피가 멈출 때까지 갈지 않는 것이 좋습니다.
4. 너무 세게 눌러서 피가 잘 통하지 않아 피부색이 변하면 약간 느슨하게 합니다.
5. 베인 부위를 심장보다 높게 해주면 지혈에 효과적입니다.

일상생활에서 칼이나 종이에 베이게 되면 약간의 출혈과 잠깐의 쓰라림 그리고 며칠간의 불편함만 감수하면 됩니다. 하지만 상처가 깊고 출혈량이 많을 때 부적절한 처치로 2차 감염이 발생하게 되면 중한 증상이 발생할 수 있습니다.

혈우병 환자나 심혈관계 질환으로 혈전용해제나 혈액순환개선제와 같은 약물을 복용하는 경우 그리고 혈액을 맑게 하는 효과가 있는 영양보충제를 장기간 복용하고 있는 경우에는 지혈이 잘 안 될 수도 있습니다. 또한 당뇨병 환자는 상처가 잘 낫지 않거나 감염증이 생기기 쉬우므로 가까운 병원에 가거나 주치의와 상담하여 처치하는 것이 좋습니다.

단방약

상처가 깊은 경우 응급 처치를 마치고 난 후, 황기 6그램와 당귀 4그램을 넣고 끓인 차를 수시로 마시면 새살이 돋아나는 것과 혈액의 생성과 순환에 도움이 될 수 있습니다.

외용법

가볍게 베인 경우 알로에 속살을 붙여두면 상처의 진정과 회복에 도움이 됩니다.

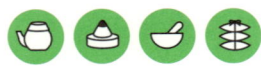

농약을 치다 갑자기 어지럽다면

환자

1. 작업 현장에서 멀리 떨어진 곳으로 이동합니다.
2. 옷과 신발을 벗어서 밀폐된 용기에 넣습니다.
3. 충분한 시간 동안 물로 온몸을 씻습니다. (입안과 콧속도 씻어 냅니다.)
4. 머리를 낮게 하고 누워서 안정을 취합니다.

보호자

환자의 의식과 호흡을 관찰하다가 악화되면 119를 부르거나 응급실로 갑니다. 이때 반드시 살포한 농약을 가지고 갑니다.

농사를 짓거나 정원을 가꾸면서 제초제나 살충제와 같은 농약을 다루다보면 간혹 피부의 따끔거림이나 가려움, 눈물, 구토감, 답답함, 두통, 현기증, 피로감 같은 중독 증상이 나타납니다. 화학물질이 피부와 입 그리고 호흡을 통해 몸에 들어오기 때문인데, 만약 증상이 심해지며 의식이 희미해지고 호흡 장애가 발생하면 바로 119를 부르거나 응급실로 가야 합니다. 이때 어떤 농약에 의한 중독 증상인지를 의사가 알아야 정확한 처치를 할 수 있으므로 반드시 작업할 때 쓴 농약을 가지고 가는 것을 잊지 말아야 합니다.

통계에 따르면 유해 물질이 몸에 스며들어 축적되면 치매와 파킨슨병 같은 뇌 질환과 내분비계 질환, 암의 발생에도 영향을 준다고 합니다. 또한 면역계가 유해 물질을 제거하기 위해 노력하는 과정에서 간장이 쉽게 손상될 수 있다고 하니 농약과 같은 화학물질을 자주 다룬다면 정기적으로 검사를 해 몸에 이상이 없는지 확인하는 것이 좋습니다. 농약 중독은 발생하면 돌이키기 어려운 경우가 많으므로 무엇보다 위험한 상황이 발생하지 않도록 안전 수칙을 꼭 지켜야 합니다.

단방약

《동의보감》을 보면 감두탕(검은콩 20그램, 감초 20그램)은 백독을 풀어낸다고 소개합니다. 화학물질에 자주 노출된다면 차처럼 끓여 즐겨 마시면 도움이 될 것입니다. 고혈압 환자는 주치의와 상담한 후 복용하도록 합니다.

무릎이 까졌다면

1. 손을 깨끗이 씻어 접촉으로 인한 2차 감염을 예방합니다.
2. 흐르는 (마실 수 있는) 물로 상처를 씻어냅니다.
3. 상처에 이물질이 있다면 핀셋 등을 이용해서 제거합니다.
4. 상처에 달라붙지 않는 거즈를 붙여줍니다.
5. 거즈의 상태를 청결하게 유지하기 위해 하루에 한 번 깨끗한 거즈로 갈아줍니다.

찰과상은 넘어지거나 부딪치면서 마찰로 생기는 상처를 말합니다. 피부의 옅은 부위가 손상되기 때문에 대부분 피가 나지 않고 나더라도 약간에 불과합니다. 대신 쓰리고 욱신거리는 통증을 느끼게 됩니다.

과거에는 상처가 나면 빨간약이라고 불렀던 요오드가 들어 있는 약을 발랐지만 이 용액은 상처 부위에 침입한 세균뿐만 아니라 정상적인 세포까지 손상시키므로 좋지 않습니다. 일반적으로 쓰는 소독용 알코올도 마찬가지고요. 과산화수소도 상처 치유 물질을 제거하고 혈액순환을 방해해서 좋지 않습니다.

상처 부위를 깨끗이 해서 2차 감염을 막아주고 너무 건조하지 않게만 해준다면 몸의 치유 시스템이 알아서 회복시켜줍니다. 다만 그 부위가 너무 넓고 깊다면 최대한 빨리 병원에 가는 것이 좋습니다.

외용법

가벼운 찰과상이라면 알로에 속살을 붙이거나 100% 알로에 겔을 발라주면 진정과 보습 작용을 해 도움이 됩니다.

심하게 부딪혀 멍이 들었다면

1. 가능한 한 빨리 20~30분간 냉찜질을 합니다.
2. 상처가 났다면 이에 대한 처치를 해야 합니다.
3. 다음 날부터는 온찜질을 합니다.
4. 온찜질 시 통증이나 부종이 심해지면 다시 냉찜질하는 것이 좋습니다.
5. 타박 부위가 부어 있다면 심장보다 높이 합니다.

살다보면 누구나 몸의 여기저기에 멍이 들고 붓고 아픈 경험을 하게 됩니다. 타박에 의한 손상으로 피부 아래의 조직이 손상을 당하게 되고 모세혈관이 터지면서 출혈이 일어나 멍이 들게 되지요. 그런데 특별히 부딪힌 적도 없는데 멍이 잘 드는 경우가 있습니다. 이 경우 혈액응고를 방해하는 아스피린이나 항우울제, 항히스타민, 스테로이드계 약물을 복용하고 있는 것을 확인할 수 있습니다. 만약 멍이 너무 자주 든다면 약물을 처방한 의사와 상담해야 합니다.

한의학에서는 혈의 순환과 관련하여 심장과 비장 그리고 간장을 중요하게 생각합니다. 다른 사람보다 쉽게 멍이 들고, 멍이 잘 가시지 않는다면 비장과 간장의 기능이 떨어졌을 확률이 높습니다. 혈액응고를 방해하는 약물을 복용하지도 않고 멍이 들 만한 특별한 원인이 없는데도 멍이 잘 든다면 장부(臟腑: 오장육부의 줄임말)의 기능에 문제는 없는지 점검해보는 것이 좋습니다.

단방약
당귀 6그램, 소목 3그램, 홍화 3그램, 계지 2그램을 넣고 차처럼 마시면 어혈을 풀어주어 통증과 부종, 멍이 빨리 가십니다.

외용법
생지황을 찧어서 술과 밀가루와 반죽해 붙이고 자거나 얇게 썬 양파를 올려두면 부기와 통증을 줄이는 데 도움이 됩니다.

뜨거운 것에
데었다면

1. 15~30분 동안 흐르는 찬물에 화상 부위를 대고 식힙니다.
2. 얼음을 화상 부위에 대는 것은 삼가야 합니다.
3. 환부를 청결하게 관리하고 물집은 터뜨리지 말아야 합니다.
4. 환부를 열기나 뜨거운 햇볕에 노출시키지 않습니다.
5. 손발에 입은 화상은 그 부위를 심장보다 높게 하면 부종 예방과 회복에 도움이 됩니다.
6. 3도 화상이라면 어떤 처치보다 가까운 응급실로 가야 합니다.

가벼운 화상은 문제 없이 회복되거나 약간의 상처를 남기고 지나가지만, 심한 화상은 생명을 앗아갈 수도 있는 문제입니다. 1도나 2도 화상은 응급처치나 일반적인 치료를 통해 회복되지만, 3도 화상이나 화상의 범위가 넓은 경우에는 전문적인 치료가 필요하므로 의료기관에 가서 적절한 치료를 받아야 합니다. 특히 당뇨병이나 여러 질병 등으로 몸의 면역력이 떨어진 경우에는 회복이 늦어질 뿐만 아니라 합병증이 생길 수 있으므로 유의해야 합니다. 화상을 입으면 피부의 면역력이 떨어져서 생기는 2차적인 감염은 없는지 그 부위에서 이상한 냄새나 고름이 잡히지는 않는지 살펴보고 증상이 악화되는 경우에는 의료기관을 찾는 것이 좋습니다.

외용법

알로에 속살이나 배 그리고 감자를 얇게 자르거나 갈아서 화상 부위를 덮어두면 열독을 식혀서 통증의 완화와 화상의 회복에 도움이 될 수 있습니다. 외용법을 쓸 때는 위생에 유의해야 합니다.

> **1도 화상** 피부가 붉어지고 뭔가에 닿으면 따끔거립니다.
> **2도 화상** 피부가 붉어지고 물집이 생기면서 통증을 동반합니다.
> **3도 화상** 피부색은 흰색 혹은 어두운 색을 띠기도 합니다. 화상으로 인해 신경조직이 파괴되어 통증이 적을 수도 있습니다.

가슴에 통증을 느낀다면

환자

1. 통증이 발생하면 실온 정도의 물을 한 잔 마십니다.
2. 1~2분가량 숨을 깊고 천천히 쉬어봅니다.
3. 가슴 통증이 참을 수 없을 정도로 극심하거나 왼쪽 어깨와 팔에 통증이 있고 호흡이 어렵다면 바로 119에 연락합니다.
4. 심장 발작의 경험이 있다면 집에 자동 제세동기를 구비해두는 것도 좋습니다.

보호자

1. 환자가 통증과 함께 의식을 잃고 호흡이 멈추면 심장박동이 느껴지는지 확인합니다.
2. 심장박동이 느껴지지 않으면 119에 연락한 후 심폐소생술을 시행합니다.
3. 숨을 쉬고 심장이 뛰면 심폐소생술을 하지 않습니다.

심폐소생술

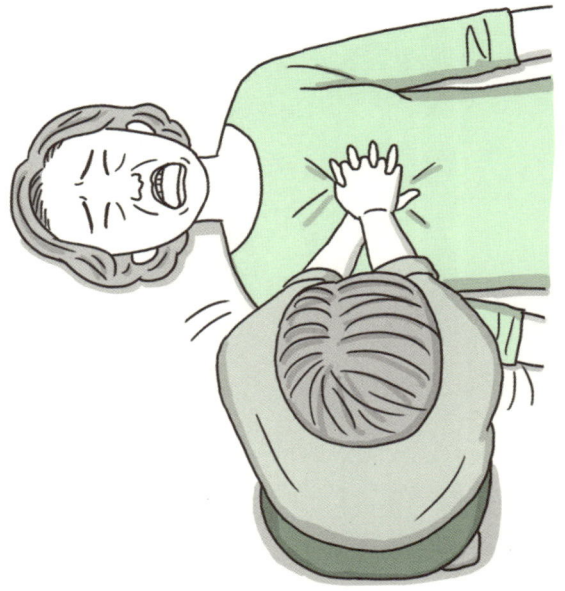

① 손꿈치(손바닥과 손목 사이의 두둑한 부분을 가르키는 말)의 가운데를 가슴의 중앙(젖꼭지 사이)에 두고, 다른 한 손으로 깍지를 껴 덮습니다.
② 이때 손가락이 갈비뼈에 닿지 않도록 주의합니다.

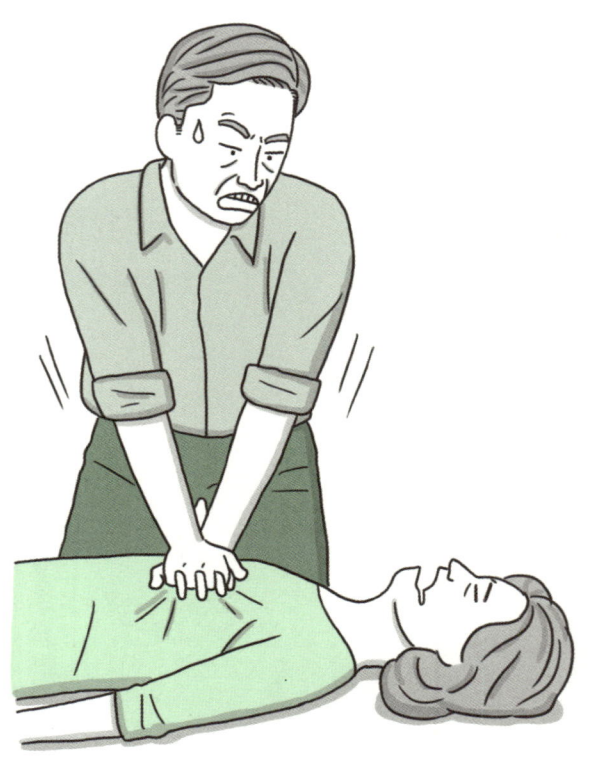

③ 팔을 쭉 펴서 환자의 가슴과 수직(90도)이 되도록 합니다.
④ 분당 100회 정도의 속도로 가슴이 5cm 정도 들어가도록 압박합니다.
⑤ 가슴을 30회 압박한 후 인공호흡을 2회 합니다.

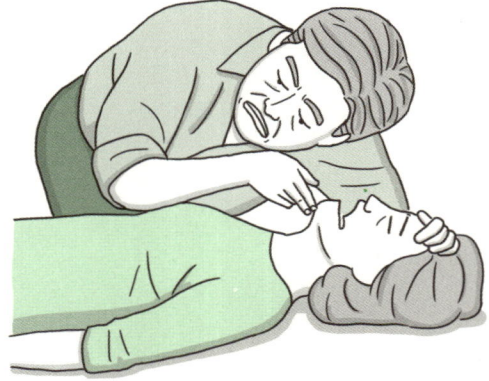

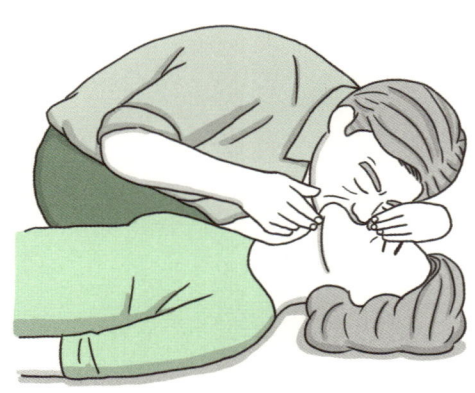

⑥ 인공호흡 시에는 환자의 머리를 뒤로 젖히고 턱을 올려서 기도를 확보합니다.
⑦ 이때 입안에 이물질이 있으면 먼저 제거합니다.
⑧ 환자의 코를 막고 가슴이 부풀어 올라올 정도로 숨을 불어넣고 코에서 손을 뗍니다.
⑨ 가슴 압박과 인공호흡을 구급차가 올 때까지 반복합니다.

심장, 위, 식도, 폐 등이 모두 가슴에 있는데, 이 중 한 가지라도 문제가 있으면 가슴 통증이 생깁니다. 주로 역류성 식도염이나 가슴에 입은 타박상, 협심증이나 심근경색 같은 심혈관계 질환이 가슴 통증의 원인이 됩니다. 폐렴이나 가슴막염(늑막염)일 때도 가슴 통증을 느끼지만 이런 경우에는 열이나 호흡곤란 혹은 가래와 같은 증상이 동반되므로 구별할 수 있습니다.

한의학에서는 가슴 통증을 진심통(眞心痛)과 위완통(胃脘痛)으로 구분합니다. 진심통은 실제 심근경색이나 협심증과 같은 심장이나 관상동맥과 관련된 증상이고, 위완통은 위염이나 역류성 식도염과 같은 위와 식도에 관련된 증상입니다. 깊고 묵직한 통증, 가슴이 조이는 듯한 느낌, 왼쪽 어깨와 등의 통증, 운동을 하거나 흥분했을 때 호흡곤란을 겪는다면 심장을 의심해야 합니다. 반면 평소 위장에 탈이 자주 나고 과식이나 자극적인 음식물을 먹었을 때 통증이 심해지고 가슴이 쓰리거나 타는 듯한 느낌이 있다면 위의 문제인 경우가 많습니다.

진심통과 위완통 치료 시 공통적으로 강조하는 것이 정신적인 스트레스의 관리와 적절한 신체 활동입니다. 과도한 긴장은 말초 혈관을 수축시키고 위장 운동을 억제해서 심장과 위를 힘들게 하며, 신체 활동이 부족하거나 과한 경우도 마찬가지로 영향을 끼칩니다.

스트레스를 받았다면 가벼운 체조나 산책, 복식호흡이나 명상, 족욕이나 반신욕 등으로 풀어줄 수 있습니다. 꼭 이런 것이 아니더라도 기분을 전환할 수 있는 활동이면 같은 효과를 기대할 수 있습니다.

단방약

향부자와 백복령을 4대 1 비율로 가루 내고 꿀을 섞어 환(교감단)을 만든 뒤 하루 4그램씩 먹으면 스트레스로 인해 울체된 기운이 풀리고 기의 소통이 나아집니다. 향부자, 백복령, 감초를 각 4그램씩 넣고 우려낸 물에 복용하면 더 좋습니다.

외용법

손목에 있는 내관혈('급체' 참고)과 신문혈을 자주 지압해줍니다.

신문혈

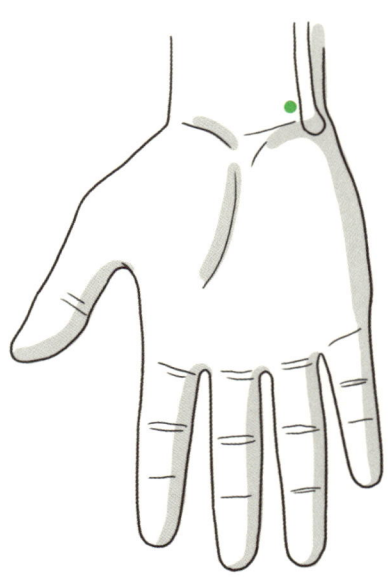

치료편

간 질환

"피로는 간 때문"이라는 광고 카피처럼 몸이 피로에서 잘 회복되지 않으면 간을 걱정합니다. 하지만 병원 검사를 통해 실제 간에 문제가 생겼다고 진단을 받고 치료를 받는 경우는 드뭅니다. 피로는 몸과 마음이 견딜 수 있는 이상으로 스트레스가 가해졌을 때 나타나는 현상이므로 간에만 국한해서 볼 수도 없고, 실제 간이 부담을 느끼고 있더라도 검진 결과상에는 나타나지 않을 수 있기 때문입니다.

하지만 간이 다른 장부보다는 피로와 밀접한 관계가 있는 것은 분명합니다. 한의학에서도 '간자피극지본(肝者罷極之本)'이라고 해서 간이 몸의 피로를 풀어주는 데 중요한 역할을 한다고 보고 있습니다. '살다보면 피곤할 수도 있지'라고 생각할 수도 있지만, 가랑비에 옷 젖고, 계속된 보디블로(권투에서 상대편의 배와 가슴을 공격하는 기술)에 챔피언이 쓰러지는 것처럼 일상의 피로를 풀어주는 것은 건강을 유지하는 데 중요합니다. 흔히 '중병'이라고 부르는 병들도 피로를 잘 풀어내지 못해 발생할 수 있습니다. 이처럼 건강에 중요한 간을 잘 관리하고 좋은 상태로 유지하기 위해서는 먼저 간에 대한 이해가 필요합니다.

먼저 간은 담즙을 생산해 소화를 돕습니다. 간에서 만들어진 담즙은 쓸개에 저장되었다가 분비되는데, 지방을 작은 입자로 분해해서 소화를 돕고 지용성 비타민과 칼슘의 흡수를 돕습니다. 또한 장의 연동운동을 촉진해서 대변이 원활하게 배출되도록 합니다.

간은 인슐린과 함께 혈당 조절에도 관여합니다. 에너지 생산에 필요하지 않은 당을 간에서 글리코겐(간장이나 근육에 들어 있는 동물성 녹말)으로 전환하여 간과 근육에 저장했다가 필요할 때 전환해 에너지원으로 씁니다. 음식을 과하게 섭취해서 쓰고 남은 영양분은 간에서 저장의 효율이 가장 높은 지방으로 전환되어 간과 지방조직에 저장됩니다. 이 때문에 비만인 사람은 지방간이 생깁니다.

마지막으로 간은 혈류를 타고 운반된 술과 약물, 각종 화학물질과 암모니아 같은 대사 과정의 노폐물을 해독합니다. 독성이 있는 물질을 덜 해로운 물질로 바꾸는 것이지요. 그렇게 해독 과정을 거친 것들은 신장과 장을 거쳐 대소변의 형태로 배출됩니다.

이처럼 간은 에너지원이 되는 영양소의 소화와 이것을 이용한 에너지 생산 그리고 살아가면서 생긴 독소를 해독하는 데 중요한 역할을 합니다. 이러니 간의 기능이 떨어지면 피곤해지는 것은 어쩌면 당연한 일입니다. 이외에도 간 기능이 떨어지면 가벼운 열과 함께 근육통이나 몸이 나른한 증상이 발생하기도 하고, 구역감이나 식욕 저하 그리고 복부의 불쾌감과 변비나 설사 같은 위장 증상이 동반되기도 합니다. 때론 황달이 발생하기도 합니다.

한의학에서는 간은 오행 중 목(木)의 성질을 가지고 있다고 보며, 그 주요한 기능을 막힌 것을 소통시키고 순환시키는 것[疏泄]과 혈(血)을 저장하는 것으로 봅니다. 봄에 새싹이 돋고 나무에 물이 오르고 봄바람이 부는 것처럼 간은 몸과 마음의 순환이 역동적으로 이루어지는 데 중요한 역할을 합니다. 이 기능이 잘 이루어지지 않으면 심리적으로는 우울해지기 쉽고, 신체적으로는 배가 더부룩하고 트림이 자주 나오고 변비와 같은 위장의 이상 증상이 나타나며, 옆구리나 아랫배에 통증이 생깁니다.

때론 간의 이러한 기능이 과해서 문제를 일으키기도 합니다. 마음에 쌓인 스트레스와 화를 적절히 풀어내지 못하거나 평소 술과 기름진 음식을 즐겨 몸과 마음에 과부하가 걸리면 기운이 위로 치밀어 오르게 됩니다. 이렇게 되면 머리가 터질 듯 아픈 두통이 생기고, 눈과 얼굴이 붉어지며 쉽게 화를 내는 증상이 발생합니다. 이러한 상황이 지속되면 고혈압이나 중풍 같은 순환기계 질환과 당뇨병 같은 대사증후군도 쉽게 발생할 수 있습니다. 간이 혈을 저장한다는 것은 음식물을 소화하고 흡수하는 과정을 통해 형성된 영양물질인 혈액을 저장하고 몸의 필요에 따라 그 양을 조절한다는 의미입니다. 이 기능에 문제가 생기면 눈이 건조해지고 침침해지며 팔다리가 저리고 쥐가

나는 증상이 잘 발생합니다.

그럼 간을 건강하게 하려면 어떻게 해야 할까요? 다른 장부도 마찬가지지만 간을 쉬게 하고 간에 필요한 좋은 영양을 공급해주는 것이 최우선입니다. 먼저 신체적 · 정신적 과로를 피해야 합니다. 충분히 자는 것이 좋고 운동은 격하고 힘든 것보다는 가벼운 산책이나 피로를 느끼지 않을 정도의 신체 활동이 적당합니다. 자연과 접하는 시간을 늘리고, 태극권과 같은 기공 수련을 통해 몸과 마음의 긴장을 풀어내고 기운의 순환을 돕는 것이 효과적입니다.

술, 담배, 과도한 약물, 화학물질, 식품첨가물이 들어간 음식, 그리고 가공식품은 피하는 것이 좋습니다. 지방과 설탕, 생선회, 갑각류 그리고 고기를 삼가야 합니다. 또한 과식을 하면 안 됩니다. 대신 수분을 충분히 섭취하고 과일과 채소를 풍부하게 먹고 생식의 비율을 조금 높이고, 콩과 해조류 그리고 신선한 견과류를 즐겨 먹는 것이 좋습니다.

정신적으로는 분노를 잘 다스려야 간을 건강하게 유지할 수 있습니다. 살아가면서 스트레스를 받지 않을 수 없고 가슴에 치미는 화를 다 풀어낸다는 것은 불가능한 일일 것입니다. 하지만 이것을 무작정 쌓아두어서는 안 됩니다. 이것은 마치 몸속에 화약이나 독을 쌓아두는 것과 같아서 감당할 수 없는 수준에 이르면 폭발하거나 마음과 몸에 병이 듭니다. 따라서 건강을 위해서는 간의 화를 잘 다스려야 하는데 내면의 성장을 통해 감당할 힘을 키우는 것이 한 가지 방법입니다.

지금 정말 죽고 못 살았던 일도 10~20년이 흐른 후에는 웃으며 넘길 수 있는 것처럼 스스로 큰 나무가 되면 작은 비바람에는 흔들리지 않을 수 있습니다.

다음으로는 감정을 요령 있게 다루는 방법이 있습니다. 열 받는 일이 있으면 즐거운 일에 몰입하거나 좋아하는 사람들을 만나 그것을 희석하고 명상이나 기공과 같은 이완 요법을 통해 그것이 남긴 흔적을 지워내는 것입니다. 이것은 하나의 기법과 같은 것으로 자신에게 맞는 방법을 찾아 일정 정도 연습을 해야 합니다. 몸을 쓰는 운동에 훈련이 필요한 것처럼 감정을 다루는 일도 맘대로 되지 않는다는 것을 유념해야 합니다. 처음엔 잘되지 않겠지만 숙달이 되면 효과적으로 화를 내고 그것을 바라보면서 다룰 수 있는 수준에는 이를 수 있습니다.

토끼의 간을 먹어야 나을 수 있었던 용왕의 병은 몸 안에 화가 쌓여서 생긴 병이 아니었을까 하는 생각을 합니다. 바닷속 세상을 다스리면서 스트레스를 많이 받았거나, 온갖 귀한 것들을 과하게 먹다보니 몸속에 열이 쌓인 것은 아니었을까 하는 것이지요. 모든 것을 다 마음대로 할 수 있는 신통한 힘을 가진 용왕조차도 몸과 마음을 원하는 대로 할 수는 없었나 봅니다. 불교에서는 우리가 사는 세상이 마치 불이 난 집과 같다 해서 화택(火宅)이라 표현하고, 그 불은 마음속 탐욕과 분노 그리고 어리석음에서 비롯된다고 합니다. 간을 잘 다스리고 건강하게 살기 위해서는 이 마음속 불을 잘 다스려야 합니다. 적당한 불은 밥을 익히고 방을 따뜻하게 하지만, 이 불이 과하면 모두 불타 재가 됩니다. 그렇다고 불을 꺼버리면 밥은 생쌀인 채로 불어버리고 방은 냉골이 될 것입니다. 맛있는 밥을 먹고 따뜻하게 살려면 이 불을 잘 다루는 재주가 필요합니다. 만약 간이 힘들다는 신호를 보내고 심신이 피로에서 회복되지 않는다면 몸과 마음의 불의 세기를 한 번쯤 점검해볼 필요가 있습니다.

간 건강에 좋은 약차

【 우엉차 】

우엉 뿌리를 가늘게 잘라 말린 후 가볍게 볶아두었다가 4그램 정도씩 넣어 우려 마시면 간의 해독 작용과 기의 소통을 돕습니다.

【 민들레차와 냉이차 】

봄에 민들레와 냉이를 뿌리째 캐서 잘 씻은 후 차를 만들 듯 여러 번 덖어두었다가 1~2뿌리 정도씩 넣어 우려 마십니다.

감기와 폐 질환

"감기 걸리는 것과 넘어지거나 부딪히는 것 조심하세요."

진료할 때 자주 하는 말입니다. 감기에 걸리거나 살짝 넘어지고 부딪히는 일은 일상다반사로 생기지만, 고령자는 쉽게 회복되지 않아 상당 기간 고생하거나 증상이 만성화되기도 하고 때론 중한 질환으로 발전하기 때문입니다. 특히 감기는 몸의 면역 상태를 가늠할 수 있는 잣대와 같은 역할을 하고, 다양한 폐와 기관지 질환의 원인이 될 수 있어 잘 다스려야 합니다.

'약 먹으면 7일 앓고, 안 먹으면 일주일 앓는다.'란 말처럼 가벼운 감기는 별다른 치료 없이 조금의 불편함을 감수한다면 며칠 내로 낫습니다. 혹자는 감기로 열이 나고 몸살을 앓는 것은 몸이 스스로를 정화하기 위해 감기 바이러스를 이용하는 것이라고도 하지요. 하루 이틀 끙끙 앓고 나서 몸과 마음이 조금은 가벼워진 느낌이 나는 것을 보면 일리가 있는 말이라고 생각됩니다. 따라서 감기 기운이 있으면 잘 쉬고 소화하기 쉬운 음식과 수분을 충분히 섭취하면서 몸이 스스로 회복할 수 있도록 도와주면 됩니다. 그렇다고 해서 너무 누워서 환자 역할을 할 필요는 없습니다. 가벼운 신체 활동은 회복에 도움이 됩니다. 만약 어떤 증상이 너무 심해서 일상생활에 불편함을 초래한다면 그 부분에 한해서 적절한 조치하는 것이 좋습니다. 이 시기에는 양방과 한방의 치료 모두 드러난 증상의 해소에 초점을 두고 치료합니다.

그런데 간혹 일주일이나 열흘이 지났는데도 낫질 않고 좋아지는 듯하다가 재발하면서 한 달 혹은 두 달 이상 감기 증상이 지속되는 경우가 있습니다. 대개 만성적인 피로나 스트레스에 노출된 사람과 고령자에게서 나타나는데, 이럴 때는 대증적인 치료만으로는 쉽게 좋아지지 않습니다. 몸이 병을 이겨낼 만한 충분한 힘이 없어서 나타나는 현상이므로 부족한 부분을 보강해주면서 증상을 다스리는 방식으로 치료해야 합니다. 한의학에서는 비장(脾臟)과 폐를 보강하는 것을 기본으로 해서 감기 증상을 다스리는 약재를 더하는 방식으로 접근합니다. 물론 이때도 충분한 영양과 휴식은 필요합니다.

이와는 다르게 최초의 감기 증상은 나아졌는데 다른 증상이 생겨서 이것이 오래 지속되는 경우도 있습니다. 주로 증상이 너무 심했거나 대증적인 약을 오랫동안 복용한 경우에 발생합니다. 목이 계속 부어 있거나 몸살 기운이 남아 있기도 하고, 때로는 기침이 계속 나오기도 합니다. 이럴 때는 부족해진 진액을 약재들로 보충해주면서 남은 증상을 마무리하는 방식으로 치료하면 효과적입니다.

때론 이 정도에서 그치지 않고 기관지염이나 폐렴으로 진행되기도 합니다. 주로 만성적인 호흡기 질환이나 기타 만성질환을 앓고 있어서 면역력이 떨어진 경우에 발생하는데, 노약자의 경우 위중한 증상으로 발전할 수 있으므로 빠른 대처가 필요합니다. 오한과 고열이 지속되고 마른기침을 하다가 진한 가래가 나오고 흉통과 피로 그리고 숨쉬기가 힘든 증상이 발생한다면 폐렴을 의심해야 합니다. 이 경우에는 방사선 촬영을 통해 확인하고 폐의 염증을 우선으로 치료합니다.

감기(感氣)의 의미를 풀어보면 외부의 기운에 감촉된다는 말입니다. 몸의 기운이 충만하고 면역 체계가 건강하면 병을 일으킬 수 있는 외부의 기운을 잘 막아내고 설사 이 기운이 감촉되었다 해도 가볍게 앓고 지나갑니다. 하지만 병을 이겨낼 힘이 약해지면 외부의 변화에 쉽게 몸이 반응하고, 이 때문에 또 다른 문제들이 일어납니다. 감기에 자주 걸리거나 크게 앓고 났다면 이제 몸과 마음을 살펴봐야 합니다. 급한 불을 껐으니 왜 불이 났는지, 다시 불이 나지 않게 하려면 어떻게 해야 하는지를 점검해야 하지요. 소 잃고 외양간을 고쳐야 다시 소를 잃어버리지 않을 수 있습니다.

감기 치료에 도움이 되는 약차
【 생강레몬꿀차 】

뜨거운 홍차에 꿀을 넣고 레몬 1~2조각과 얇게 채썬 생강 적당량을 넣어 우려 마시면 피로 회복과 감기 예방에 도움이 됩니다. 집에 만들어둔 생강차가 있다면 홍차 티백과 레몬이나 라임 1조각을 넣어 마시면 간단합니다.

감기 치료에 도움이 되는 지압

뒷목과 어깨 주위를 따뜻한 수건이나 찜질팩으로 따뜻하게 해주고 지압을 해서 풀어줍니다.

갱년기

초기 불교 경전에 속하는 《잡아함경(雜阿含經)》에는 다음과 같은 구절이 있습니다. "이 세상에 만약 늙고 병들고 죽는 이 세 가지가 없었다면 여래는 세상에 출현하지 않았을 것이다."

질병의 치료와 함께 노화를 늦추거나 막고 생명을 연장하는 것에 대한 연구가 많이 진행되고 있습니다. 인간의 유전자는 물론이고 이제 미토콘드리아(세포의 발전소와 같은 역할을 하는 작은 기관)와 같은 세포 내 소기관에 대한 연구까지 활발하게 이루어집니다. 그러면서 여러 가지 장밋빛 청사진을 내놓고 있지요.

중국 최초의 의서인 《황제내경(黃帝內經, 이하 내경)》〈영추(靈樞)〉에서는 사람의 인생을 100세로 보고 40세를 기점으로 점점 노화가 진행된다고 말합니다. 50세가 되면 간장의 기운이 약해지면서 눈이 침침해지기 시작하고, 60세가 되면 심장의 기운이 약해져 걱정과 근심이 늘고 몸이 게을러진다고 합니다. 70세가 되면 비장의 기운이 허해져서 피부가 마르고, 80세가 되면 폐의 기운이 쇠하면서 정신력이 약해져서 말실수를 자주 하게 되며, 90세가 되면 신장의 기운이 다해서 장부와 경맥의 기운이 비게 되고, 100세가 되면 오장(五臟: 간장, 비장, 심장, 폐장, 신장)이 다 허해지고 생명력이 다해 몸만 남아 있다가 마침내 죽게 된다고 합니다. 부모의 사랑이라는 기운이 결실을 맺어 작은 수정체에서 시작한 한 인간이 타고난 생명 에너지를 다하고 나면 다시 기운은 흩어지고 육신은 자연으로 돌아가게 되는 것이지요.

갱년기를 말하면서 이런 이야기를 하는 것은 갱년기를 생명의 자연스러운 흐름의 한 과정으로 바라봐야 하기 때문입니다. 큰 흐름을 놓치고 지금 자신 앞에 닥친, 전에 없던 증상과 불편함만을 생각하는 것은 나무는 보고 숲은 보지 못하는 것과 같습니다. 인생이라는 산을 오르면서 만나게 된 한 풍경, 한 그루의 나무로 갱년기를 바라보는 것에서부터 갱년기와의 화해는 시작됩니다.

갱년기를 상징적으로 표현하는 말을 들라면 바로 '몸이 예전 같지 않다.'라는 것일 겁니다. 물론 성장이 멈춘 순간부터 노화는 시작되는 것이므로 몸이 예전 같지 않아진 것은 한참 전부터겠지요. 하지만 앞서 《내경》에서 언급한 것처럼 40대 중후반을 거쳐 50대를 지나면서 남성과 여성 모두에게 확실한 변화들이 발생하게 됩니다. 남성은 주로 체력이나 근력의 저하, 만성적인 피로감 그리고 정력으로 표현되는 성 기능의 저하를 호소하는 경우가 많습니다. 여성은 폐경이라는 변화를 전후로 해서 안면홍조, 상열감과 상체에 나는 땀, 가슴 두근거림과 감정의 불균형, 피부 노화 그리고 신체의 통증 등을 동반하는 갱년기 증후로 인해 불편을 겪는 경우가 많습니다. 남녀 모두 기억력이나 집중력이 이전 같지 않다든가 감정적으로 예민해져서 부부간에 부딪치는 경우가 많아졌다고 이야기를 합니다.

이러한 증상들은 노화라는 큰 과정에서 일어나는 호르몬 변화 때문에 발생합니다. 사춘기를 거쳐 남성과 여성이라는 신체적 특징을 가진 존재로 성장한 것과는 반대로, 이제는 갱년기를 거치면서 남성과 여성 호르몬의 절대적 우위에 변화가 발생하는 것입니다. 물론 그렇다고 해서 중성의 존재가 되는 것은 아니지요. 하지만 자신도 모르는 사이 자기 안의 그 무엇이 변화하는 것은 분명합니다.

그런데 갱년기가 힘든 것은 호르몬 분비의 변화에 따른 신체적인 증상 때문만은 아닙니다. 그 나이에 감당해야 할 가정과 사회적 책임의 무게, 그리고 젊음을 예찬하는 현재 우리 사회의 풍조 또한 이 시기를 괴롭게 만듭니다. 과거 사회에서 50대는 어느 정도 인생을 완성해나가는 나이였습니다. 공자가 나이 50을 지천명(知天命)이라고 한 것도 그러한 사회적 배경에서 나왔다고 생각합니다. 하지만 지금의 50대는 가정에서나 사회에서 아직은 해야 할 일들이 너무도 많은 그야말로 한참 때입니다. 그 역할은 과거와 달리 젊은 사람 못지 않은데, 몸의 변화는 야속하게도 그 옛날과 똑같은 것이지요. 이러한 부조화가 몸과 감정과 정신의 모든 측면을 힘들게 합니다. 말하자면 아직은 젊어야 한다는 압력이 내부와 외부 양쪽에서 가해지는 것이지요.

인생 전체를 놓고 보면 한 과정에 불과하지만, 멋모르고 지났던 사춘기와는 달리 이제 인생을 좀 안다고 생각하는 어른들이 겪는 이 변화의 시기는 오히려 당황스러울 수도 있고 제법 힘들 수도 또한 상당 기간 지속될 수도 있습니다. 하지만 이 변화는 멈출 수도 거스를 수도 없습니다. 그런 의미에서 일상생활에 불편을 가져올 정도의 증상이 없다면 비틀스의 노래(Let It Be)처럼 갱년기는 자연스럽게 흘러가도록 그냥 놔둬야 한다고 생각합니다. 물결에 몸을 맡기듯 바람에 깃털이 날아가듯 가만히 바라보고 느끼고 놔둔다면 오히려 조금 더 편하게 이 시기를 지날 수 있을 것입니다. 물론 그렇다고 힘든 것을 마냥 참을 필요는 없겠지요. 다만 '내 이 갱년기를 이겨내리라!' 하는 전투적 생각보다는 '그래, 몸과 마음이 이제는 가을을 준비해야 할 때가 되었구나.' 하는 마음가짐이 좋다고 생각합니다.

갱년기(更年期)란 단어를 인생을 다시 한 번 새롭게 하는 시기, 다 컸다고 생각하는 어른들이 겪는 성장통과 같은 것이라고 해석하면 어떨까요? 인생의 절반을 남성과 여성이라는 역할로 열심히 살아왔으니, 이제는 그 성의 역할보다는 한 인간으로서 더욱 깊은 성장을 준비하는 시기라는 것이지요. 이제까지 수십 년간 입었던 몸과 마음의 옷을 벗고 새로운 옷을 입으려고 하니 불편할 수 있을 것입니다. 하지만 그렇다고 해서 이전의 익숙한 옷만을 입으려고 한다면 더 이상의 발전은 기대할 수 없을 것입니다. 그간 살아온 경험을 바탕으로 조금 더 깊고 진지하게 질적인 성장을 이루어내는 그런 인생으로 진입하는 시기를 갱년기라고 본다면, 자기 안에 일어나는 변화들을 훨씬 유연하고 넉넉하게 대응할 수 있을 것입니다.

'이 또한 지나가리'라는 말처럼 갱년기 또한 그 힘이 다하면 끝이 납니다. 하지만 이 격랑의 시기에 어디를 목표로 해서 어떻게 헤쳐나왔는가에 따라 그 이후의 삶의 궤적은 달라질 수 있습니다. 갱년기는 질환이 아니라 변화입니다. 그리고 이 변화의 시기가 가진 에너지를 잘 활용한다면 조금 더 밀도가 높은 인생의 궤도로 점프할 수 있을 것입니다.

여성갱년기 도움이 되는 처방
【 소요산 】

시호, 당귀, 백작약, 백복령, 백출, 맥문동, 생강을 각 4그램씩 넣고 감초와 박하를 각 2그램씩 더해 차로 마십니다. 음혈이 부족하면 상황에 따라 하수오, 구기자, 산약을 더하고, 상부로 올라오는 열이 많으면 목단피와 치자를 더하면 좋습니다.

갱년기 남녀를 위한 책 처방

- 대릴 샤프 지음, 《생의 절반에서 융을 만나다》, 류가미 옮김, 북북서, 2009년.
- 크리스티안 노스럽 지음, 《여성의 몸 여성의 지혜》, 강현주 옮김, 한문화, 2011년.

검버섯

최근에는 노년의 건강을 이야기하는 데 있어서 신체적, 정신적 기능을 잘 유지하는 것 외에도 겉으로 보이는 모습도 중요하게 생각하는 분들이 점차 늘고 있습니다. 지긋한 나이에도 젊은이 못지않은 근력과 몸매를 가진 분들이 계신가 하면, 주름 없이 팽팽한 피부를 자랑하는 분들도 계십니다. 내면의 아름다움만큼이나 남에게 보이는 부분도 중시하는 시대가 된 것이지요. 이런 사회적 변화의 영향 탓인지는 몰라도 피부 문제로 상담을 원하시는 어르신들이 계십니다. 그중에서도 '송장꽃'이라고도 불리는 검버섯 때문에 치료를 받거나 고민하시는 분들이 많습니다.

　검버섯은 피부에 나타나는 갈색의 점으로 피부 어디에나 생길 수 있지만 주로 얼굴과 목 그리고 손에 발생합니다. 늘 노출되는 부위에 생기다보니 증상이 심한 분들은 외출할 때나 사람들을 대할 때 심리적으로 위축되거나 상당한 스트레스를 받는다고 합니다.

검버섯은 세포 내에 리포푸신(지방갈색소)이라고 불리는 지질과산화물이 많이 축적되어 발생하는데, 유리기(짝이 없는 전자를 가진 원자나 원자집단을 말하는 것으로, 화학적 반응성이 커서 다른 화합물과 빠르게 결합하는데 이 과정에서 세포를 공격하고 손상을 줍니다.)에 의한 세포 파괴로 인해 생기는 일종의 폐기물이 바로 리포푸신입니다. 검버섯이 많이 생긴다는 것은 단순한 피부 증상에 머무르는 것이 아니라 우리 몸속 정상세포의 손상이 많이 이루어지고 있음을 의미하는 것이지요. 검버섯의 발생이 암과 무관하지 않다는 것도 같은 이유에서입니다.

따라서 검버섯을 치료할 때는 단순히 드러난 증상을 없애는 것에만 매달리지 말고, 유리기로부터 몸속 세포를 보호한다는 개념으로 접근해야 합니다. 그렇지 않으면 피부에 좋다는 것을 바르고 레이저로 없애도 잠깐의 효과만을 볼 수 있을 뿐 일정 시간이 지나면 분명 재발할 것입니다.

검버섯 발생에 영향을 주는 요인으로는 부실한 식사와 운동부족 그리고 과도한 음주와 흡연과 같은 일반적인 생활요인을 꼽습니다. 특히 나쁜 기름을 많이 먹거나 우리 몸의 해독을 담당하는 간에 문제가 생긴 경우 그리고 자외선에 과도하게 노출되는 것이 나쁘다고 봅니다. 세포의 노화를 촉진하는 일반적인 요인에 피부에 좋지 않은 자극이 더해지면 쉽게 발생하는 것이지요.

이를 예방하고 치료하기 위해서는 우선 우리 몸에 좋은 영양을 공급해야 합니다. 육류나 포화지방이 많은 음식은 삼가고, 식단의 중심을 신선한 과일과 채소 그리고 씨앗류 중심의 채식으로 가져가고 생식의 비율을 조금 늘리는 것이 좋습니다. 물도 충분히 마셔야겠지요. 하지만 설탕과 튀긴 음식, 가공식품을 삼가고 금연하는 것이 좋습니다. 규칙적인 운동은 하되 너무 격하거나 과도한 운동은 도리어 유리기의 발생을 증가시키므로 삼가는 것이 좋습니다. 또한 야외 활동 시 너무 강한 햇빛에 장시간 노출되지 않도록 하고, 과도한 화장이나 피부에 유해한 화학물질과 접촉하는 것을 피해야 합니다.

한의학에서는 노화에 따라 우리 몸의 음혈이 메마르고 피부로의 순환이 떨어지는 것이 검버섯의 원인이 된다고 봅니다. 강이 수량이 풍부하고 흐름이 좋으면 오염이 적지만, 물이 마르고 잘 흐르지 않으면 자정작용을 잃고 물이 탁해지는 것과 같습니다. 그래서 검버섯 증상이 있는 분들을 치료할 때는 당귀, 산약, 하수오, 구기자, 숙지황과 같은 약재들을 이용해 부족해진 부분을 보하고, 피부로의 순환을 향상시키는 방법을 씁니다.

검버섯은 몸속에서 일어나는 세포의 파괴와 재생의 균형추가 기울기 시작했다는 신호입니다. 겉으로 드러난 증상만을 좇다보면 더 큰 문제를 놓칠 수 있습니다. 얼굴과 손에 검버섯이 하나 둘 생긴다면 가리거나 없애려고 하기보다는 그간의 생활을 통해 탁해진 몸과 마음을 정화하는 데 노력을 기울여야 합니다. 몸속이 맑아지면 피부는 절로 맑아질 것입니다.

검버섯 개선에 좋은 약차

우엉차와 겨우살이차는 혈액을 맑게 하고 해독작용을 도와 검버섯 증상을 개선하는 데 도움이 됩니다.

고혈압

혈압약을 먹고 있는 사람을 주변에서 너무나 쉽게 찾을 수 있을 만큼 고혈압은 이제 아주 흔한 증상이 되었습니다. 고혈압은 당뇨와 마찬가지로 그 자체를 질병이라고는 할 수 없습니다. 하지만 높은 혈압은 몸에 여러 문제를 일으킬 수 있으므로 적정 혈압을 유지하는 것은 중요합니다.

혈압이란 심장이 뛰면서 동맥을 통해 내보내는 혈액이 혈관벽에 가하는 압력을 말하며 고혈압은 이 압력이 건강에 해를 줄 정도로 높은 상태를 말합니다. 혈압의 정상 기준은 나이나 생활환경에 따라 약간의 차이는 있지만 보통 심장이 수축할 때의 혈압이 140수은주밀리미터(mmHg), 이완할 때의 혈압이 90수은주밀리미터 이상(흔히 말하는 140/90 이상)이면 고혈압이라고 봅니다. 하지만 이러한 수치가 혈압을 측정했을 때 한두 번 나왔다고 해서 혈압이 높다고는 할 수 없습니다. 몸은 신체적 혹은 정신적 상황에 맞춰 혈액의 흐름을 변화시켜 몸과 마음의 상태를 일정 수준으로 유지하려고 노력하기 때문입니다. 몸에 질병이 있는 경우 혹은 걷거나 뜨거운 차를 마시거나 마음에 안 드는 사람을 보는 것과 같은 사소한 일에 의해서도 혈압은 변화할 수 있습니다. 병원에 가서 혈압만 재려고 하면 혈압이 상승하기도 합니다. 따라서 혈압이 한 번 높게 나왔다고 당황하거나 불안해하지 말고 몸과 마음이 안정된 상태에서 여러 번에 걸쳐 정확하게 측정해 반복적으로 높은 상태가 측정되는지를 확인하는 것이 좋습니다.

고혈압은 특정한 질병에 의해 발생하는 2차성(속발성) 고혈압과 원인이 되는 질병 없이 발생하는 1차성(원발성 혹은 본태성) 고혈압으로 나눌 수 있습니다. 2차성 고혈압은 그 원인 질환을 치료하는 것이 우선되어야 하고 그 비율이 상대적으로 적기 때문에 여기서는 1차성 고혈압에 관해 이야기하겠습니다.

1차성 고혈압은 정확한 원인은 알 수 없지만, 유전적 요인, 노화, 체중 증가, 흡연, 과도한 음주와 카페인의 섭취, 스트레스, 운동 부족 그리고 지나친 염분과 육류 섭취 같은 다양한 일상적 요인이 영향을 주어 나타난다고 봅니다. 이것은 달리 말하면 혈압을 높이는 생활 습관을 바꾸면 얼마든지 혈압을 다시 좋은 상태로 되돌릴 수 있다는 것을 의미합니다. 많은 분들이 고혈압 진단을 받아 혈압약을 먹기 시작하면 평생 먹어야 한다고 걱정하지만 이것은 잘못된 생각입니다. 물론 혈압이 너무 높아져서 위험한 수준이 되었을 때는 단기간에 정상 수준으로 내리기 위해 약을 먹어야겠지만, 이후에는 왜 혈압이 높아졌는지를 잘 헤아려서 몸 스스로 적정 혈압을 유지할 수 있도록 조정하는 것이 좋습니다. 약에 의존해서 혈압을 조절한다면 언젠가는 또 다른 문제가 생길 수 있거니와 건강의 불균형을 유발하는 요인을 약으로 가려서 훗날 더 큰 문제가 일어날 수도 있기 때문입니다.

적정 혈압을 유지하려면 우선 혈압의 원리에 대해 생각해보면 좋습니다. 심장에서 동맥으로 흘러나간 혈액은 몸의 각 부분에 산소와 영양 그리고 호르몬과 같은 각종 물질을 전달하고, 각 기관에서 발생한 노폐물을 싣고 신장으로 가서 여과 과정을 거칩니다. 몸의 모든 부분이 정상적으로 작동한다면 이 흐름은 이상적인 혈압이라고 여기는 120/80수은주밀리미터 수준에서 이루어지게 됩니다.

하지만 몸의 상태에 변화가 생기면 혈압도 변화합니다. 몸의 이상을 치유하기 위해서 혹은 운동과 같은 신체 활동을 지원하기 위해서 더 많은 혈액의 공급이 필요하면 당연히 압력을 높여 순환을 촉진합니다. 또한 어느 부분이 좁아지거나 일부가 막혀 순환에 장애가 온다면 몸은 정상적인 순환을 유지하기 위해서 압력을 높이게 됩니다. 즉, 고혈압은 어떻게 보면 몸이 어떻게든 순환을 잘 시키기 위해 생리적으로 적응하는 과정에서 생긴 자연스러운 현상이라고 할 수 있습니다. 문제는 혈압을 높인 요인을 발견해서 고치지 않으면 높은 혈압에 의해 다른 질환이 발생한다는 것입니다.

우선 높은 압력을 견디며 중노동을 해야 하는 심장에 문제가 생기고, 고압의 혈액을 여과해야 하는 신장에 부담을 주게 됩니다. 또한 지속적인 높은 압력에 노출된 혈관은 빨리 노화되거나 상처를 입어 동맥경화를 일으킬 수도 있고 더 나아가 뇌졸중의 원인이 되기도 합니다. 생리적인 적응이 질병을 유발하는 요인이 된 것입니다. 따라서 고혈압 진단을 받았다면 혈압 자체를 조정하는 것과 함께 몸이 다시 혈압을 높이지 않고도 정상적인 순환을 유지할 수 있도록 회복하는 것이 중요합니다. 그래야만 점차로 혈압약을 줄여나가서 약 없이도 적정 혈압을 유지할 수 있습니다.

채식과 생식을 먹는 비율을 좀더 높이고 지나치게 짜게 먹거나 동물성 지방을 섭취하는 것을 삼가며 술과 담배 그리고 카페인 섭취는 금해야 합니다. 주말에는 하루 정도 가벼운 단식을 통해 몸속에 쌓인 독소를 배출하는 것도 도움이 됩니다. 운동은 규칙적으로 하되 너무 격한 운동을 하는 것보다 가벼운 운동을 지속하는 것이 좋습니다. 갑작스러운 운동이나 몸에 과한 운동은 도리어 해롭기 때문입니다. 태극권이나 국선도 수련법은 운동 효과와 함께 기의 순환을 활발하게 해주고 심신의 안정과 이완 효과가 있으므로 꾸준히 실천하면 어떤 운동보다도 혈압 조절에 효과적입니다. 명상이나 복식호흡도 안정과 이완 효과가 뛰어나므로 자신의 성향에 따라 선택해서 지속적으로 실천하면 좋습니다. 단 생활 습관을 바꾸기에 앞서 혈압뿐만 아니라 몸에 다른 질병은 없는지 한 번쯤 점검해봐야 합니다.

한의학에서는 고혈압을 양의 기운이나 화의 기운이 필요 이상으로 과한 상태로 봅니다. 그 요인으로 감정적인 불균형, 술과 기름지고 탁한 음식의 과도한 섭취 등을 꼽고, 막힌 기운과 편향된 감정을 소통시켜 화를 내리고 상대적으로 부족해진 진액과 물 기운을 보태는 방식으로 치료합니다. 그리고 무엇보다 마음과 음식을 담박하게 가질 것을 강조합니다. 몸과 마음 모두를 허허롭게 해서 막힘없이 흐르게 하는 것입니다.

고혈압 치료에 도움이 되는 약차
【 감국천마차 】
간장의 화를 내리는 감국과 순환을 돕는 천마를 각 4그램씩 넣고 우려 마시면 혈압을 다스리는 데 도움이 됩니다.

고혈압 치료에 도움이 되는 지압
기운을 아래로 내려주는 족삼리혈(무릎 아래 약 3센티미터)을 지압하거나 간접구 방식(뜸 봉을 직접 올려놓지 않고 약물을 올려놓은 다음 그 위에 뜸 봉을 놓고 뜸을 뜨는 방식)으로 뜸을 떠주면 혈압의 조절에 도움이 됩니다.

골다공증

진료하다보면 '뼈마디가 시리다.' '뼈에서 바람이 나오는 것 같다.' 하는 환자분들이 종종 있습니다. 대개 허리나 골반 그리고 무릎과 같은 큰 관절의 통증을 호소하는데, 문진을 해보면 병원에서 골다공증과 관련해 처방한 약을 복용 중이거나 정기적으로 주사를 맞는 경우가 많습니다. 그런데도 여기저기 삭신이 다 쑤신다고 하시지요.

골다공증이란 골피질(뼈의 바깥층)의 두께가 감소하고 뼈를 이루고 있는 망상조직(그물망처럼 보이는 뼈의 조직)의 수와 크기가 감소한 것을 의미합니다. 말하자면 뼈가 치밀하지 못하고 성글어진 것을 의미하지요.

몸의 뼈는 30대 초중반에 가장 강했다가 이후부터 조금씩 약해지기 시작하는데 이 속도가 보통사람보다 빠른 경우 골다공증이 발생하게 됩니다. 특히 여성은 폐경 이후 여성호르몬의 감소로 인해 골밀도의 감소가 빠르게 진행되기 때문에 더 많이 나타납니다. 골다공증은 그 자체로는 큰 문제가 없지만 가벼운 충격에 의해서도 쉽게 뼈가 부러지기 때문에 합병증을 유발하거나 심하면 사망까지도 이를 수 있으므로 중년 이후 건강을 유지하는 데 중요한 문제입니다.

골다공증을 잘 이해하고 대처하기 위해서는 몸의 뼈를 잘 알아야 합니다. 몸을 이루고 있는 뼈는 끊임없이 파괴되고 새로 만들어집니다. 이 과정에서 조골세포(뼈의 생성과 재생에 관여하는 세포)가 뼈를 생성하는 속도보다 파골세포(불필요한 뼈조직을 파괴하고 흡수하는 세포)에 의한 뼈의 분해 과정이 더 빨리 일어나면 뼈는 서서히 약해지기 시작하는 것이지요. 몸에서 가장 단단하고 변함없는 것처럼 보이는 뼈도 쉴 새 없이 변화하는 살아 있는 생물과 같습니다. 일단 이것을 이해한 후에 무엇이 뼈를 더 빨리 약해지게 하는가를 알고 대책을 세워야 합니다.

우선 뼈가 가장 강한 30대 초반까지 얼마나 튼튼한 뼈를 만들었는가가 중요합니다. 시간에 따라 같은 속도로 약해진다면 쌓아둔 것이 많을수록 유리할 것입니다. 외견상으로도 골격이 굵고 흔히 말하는 통뼈인 사람은 상대적으로 골다공증의 위험성이 적다고 할 수 있습니다. 바꿔 말하면 골다공증의 예방은 젊었을 때부터 시작해야 한다는 것이지요.

뼈를 튼튼하게 하려면 뼈에 필요한 영양을 잘 섭취해야 합니다. 이 영양소 중 가장 중요한 것은 다들 아시는 대로 칼슘입니다. 하지만 무턱대고 칼슘을 많이 섭취한다고 해서 뼈가 튼튼해지지는 않습니다.

칼슘이 몸에 흡수되고 뼈에 저장되기까지는 다른 영양소의 도움이 필요합니다. 마그네슘과 칼륨과 같은 미네랄과 엽산, 비타민 C, D, E, K와 같은 다양한 비타민이 있어야 칼슘이 제 역할을 할 수 있습니다. 최근에는 골다공증 치료를 위해 비타민 D를 보충제로 복용하거나 주사를 맞기도 하는데, 비타민 D가 장내에서 칼슘의 흡수를 돕고 그 배설을 감소시키는 역할을 하기 때문입니다. 따라서 칼슘을 보충한다고 해도 단일 성분의 칼슘 보충제를 복용하기보다는 다른 영양소까지 고루 함유한, 칼슘이 풍부한 음식을 즐겨 먹는 것이 더 좋습니다.

골다공증 개선에 또 하나의 중요한 요소는 바로 운동입니다. 걷기와 같은 체중 부하가 걸리는 운동을 규칙적으로 하는 것이 좋습니다. 이러한 운동은 몸이 다리와 엉덩이 그리고 척추에 더 많은 미네랄을 쌓아두도록 합니다. 하중이 걸리는 운동을 하니 이를 견뎌내기 위해서 스스로 힘을 받는 부분의 뼈를 튼튼하게 만드는 것이지요. 반대로 이러한 신체 활동이 없으면 뼈는 더 빨리 약해지게 됩니다. 오랜 기간 병원 생활을 하고 나면 허리와 다리에 힘이 없어지는 것은 근육의 소실과 함께 뼈가 약해졌기 때문입니다.

흡연과 과도한 음주 같은 생활 습관은 뼈를 약하게 만듭니다. 또한 청량음료와 설탕이 많이 든 음식을 자주 먹거나 짜게 먹는 습관은 고치는 것이 좋습니다. 이외에도 아스피린과 같은 항응고제, 갑상샘 호르몬제, 진경제, 스테로이드계 약물의 장기간 복용도 골다공증에 영향을 줍니다.

한의학에서는 성장과 노화 그리고 뼈의 상태는 신장의 기운과 유관하다고 봅니다. 그래서 골다공증을 예방하고 치료하는 데 있어서도 신장의 기운을 충만하게 하는 것을 기본으로, 뼈와 관절을 튼튼하게 하는 두충, 속단, 오가피와 같은 약재 들을 이용합니다. 이런 약재를 일정 기간 복용하거나 주기적으로 복용하면 골다공증을 다스리는 데 도움이 됩니다. 하지만 이것이 영양의 섭취나 운동을 대신할 수는 없고, 증상이 좋아졌다고 해서 이 상태가 지속되지는 않습니다. 뼈는 나이가 들어감에 따라 서서히 계속 약해지므로 이에 대한 관리 또한 꾸준히 이루어져야 하기 때문입니다. 치료의 영역은 이 과정에 도움을 주거나 증상이 너무 심해졌을 때 어느 수준까지 올려주는 역할에 한정하는 것이 좋다고 생각합니다. 모든 건강의 문제가 그렇듯 골다공증 또한 어떻게 살아가는가가 가장 중요합니다.

뼈는 몸을 지탱하고 바로 서게 하는 데 기본이 됩니다. 그 뼈가 약해진다는 것은 어쩌면 스스로 삶에 대한 자신감과 의욕이 조금씩 식어간다는 신호인지도 모릅니다. 골다공증이란 진단을 받았다면 삶에 활력을 불어넣을 필요가 있습니다. 좀더 움직이고 생활의 구석구석에 먼지처럼 쌓인 좋지 않은 습관을 청소해내는 것이 좋습니다. 일상의 삶이 활기차게 돌아가고 몸과 마음이 튼튼해지면 뼈는 스스로 알아서 튼튼해질 것입니다.

골다공증 개선에 도움이 되는 책 처방

- 이브 파칼레 지음, 《걷는 행복》, 하태환 옮김, 궁리, 2001년.
- 이안 맥닐 외 지음, 《잘 달린다》, 엄진현 옮김, 지식공작소, 2001년.

당뇨병

대한당뇨병학회에 따르면 우리나라 성인 10명에 1명은 당뇨병 환자이고, 2명은 당뇨병의 전 단계인 혈당 조절 장애가 있다고 합니다. 이 통계대로라면 대한민국 성인의 30%는 당뇨병 환자이거나 잠재적인 환자일 정도로 이제 당뇨병은 아주 일상적이고 흔한 증상이 되었습니다. 그래서인지 한의원에 내원하는 상당수가 당뇨약을 복용하고 있고, 주변에서도 건강해 보이는데 당뇨약을 복용 중이라는 경우가 꽤 많습니다. 전 세계적으로는 당뇨병 환자가 3억 명 이상이라고 하니 국민병 혹은 세계인의 병이라고 할 만한 수준입니다.

당뇨란 말 그대로 하면 '달콤한 소변' 정도로 해석할 수 있으며, 혈액 중에 포도당의 수치가 정상보다 높은 상태를 의미합니다. 이전에는 혈중 포도당의 양을 기준으로 삼았는데, 최근에는 포도당과 결합한 헤모글로빈의 양을 의미하는 당화혈색소란 수치를 많이 이용합니다. 약간의 차이는 있지만 의미하는 바는 거의 같다고 할 수 있습니다. 반복적인 혈액검사를 통해 이 수치가 정상보다 높게 나왔다면 혈당을 조절해야 합니다.

우리가 생명 활동을 하는 데 필요한 에너지를 얻기 위한 방식은 세포에서 일어나는 발효와 호흡인데, 이 과정 모두에 필요한 에너지원이 바로 포도당입니다. 말하자면 세포의 밥인 셈이지요. 포도당은 세포에 필요한 식량을 공급하기 위해 혈액을 타고 늘 몸을 돌아다니고 있는데, 이 당이 세포로 들어가기 위해서는 췌장에서 분비되는 인슐린이란 호르몬이 필요합니다. 비유하면 인슐린이 세포와 결합해서 그 문을 열어줘야 포도당이 안으로 들어가서 연료로 쓰일 수가 있는 것이지요. 이 일련의 과정에 어느 한 부분이라도 문제가 생기면 혈당을 적절한 수준으로 유지하는 것은 어려워집니다.

먼저 췌장에서 인슐린 생산이 안 되어 인슐린이 절대적으로 부족한 경우가 있습니다. 이런 상태를 '인슐린 의존형 당뇨'라고 합니다. 여러 요인이 있지만 주로 몸의 면역계가 인슐린을 생산하는 세포를 파괴해서 발생하고, 어린 나이 때부터 시작하는 경우가 많습니다. 이러한 경우는 전체 당뇨병 환자의 일부이고, 대부분은 췌장에서 분비되는 인슐린의 양이 부족하거나 이것이 효과적으로 작용하지 못해서 당이 올라가는 '인슐린 비의존형 당뇨'입니다. 인슐린을 분비하는 세포들이 제 기능을 못 하거나 몸의 세포에서 인슐린에 대한 저항성이 생겨서 세포 안으로 포도당이 효율적으로 들어가질 못하게 되는 것이지요.

몸이 당을 효과적으로 이용하지 못하는 고혈당의 상태가 되면 여러 증상이 발생합니다. 당뇨병의 가장 대표적인 증상으로 많이 먹고, 마시고, 소변의 횟수와 양이 많아지는 삼다(三多)를 이야기합니다. 앞서 말한 대로 포도당은 세포의 밥인데 세포가 밥을 제대로 먹지 못하게 되니 자연스럽게 식량을 보충하라는 신호를 받게 되어 자꾸만 먹고 마시고 싶어지는 것이지요. 그러다보니 몸에는 처리할 물질들이 넘치게 되고 이것이 소변을 통해 빠져나가게 됩니다. 또한 몸의 에너지 부족에 따른 만성피로, 순환 저하에 의한 손발의 저림이나 시력 저하, 그리고 면역력 저하로 인해 잔병치레가 많아지고 병이 나면 잘 낫지 않게 됩니다. 두통이나 어지러움 그리고 성욕의 저하와 같은 증상도 생깁니다. 쉽게 생각하면 세포의 활력과 몸의 에너지 생산이 떨어져서 신체적, 정신적 기능들이 모두 저하된다고 보면 됩니다.

이러한 상태가 관리되지 않고 오래 지속되면 합병증이 발생합니다. 망막 손상에 따른 시력 저하, 신장의 기능 저하 그리고 말초신경 장애가 대표적인 증상입니다. 또한 당 조절 능력이 떨어지면 갑작스러운 저혈당 상태가 일어날 수 있습니다. 갑자기 땀이 나고 가슴이 두근거리고 어지럽고 정신이 혼미해지는 증상이 발생한다면 혈당이 과도하게 떨어진다는 신호이므로 빨리 과일주스나 사탕과 같이 당을 함유한 식품을 섭취해야 합니다.

그렇다면 당뇨병은 왜 발생하게 되는 것일까요? 유전적 요인, 나이, 먹는 음식, 부족한 신체 활동, 비만 그리고 스트레스 등이 당뇨병의 발생에 영향을 주는 것으로 알려졌습니다. 대체로 당뇨병 가족력이 있으면 발생할 확률이 높아집니다. 이것은 유전적 성향과 함께 부모가 선호하는 음식이나 삶의 방식이 자신도 모르게 습관처럼 몸에 배어 있기 때문입니다. 즉 가족력이 있다면 확률은 좀 높겠지만 노력 여하에 그 유전자가 발현되지 않을 수도 있다는 말이지요.

모든 병이 그렇지만 당뇨병은 먹는 음식의 조절이 중요합니다. 단순 탄수화물(흰쌀밥, 흰 밀가루로 만든 면과 빵)이나 당분이 많은 음식을 섭취하면 혈당이 아주 빠르게 상승합니다. 이에 따라 인슐린의 분비가 늘어나는데 이 양이 아주 정확한 것은 아니라 때론 과하게 분비되서 저혈당 상태를 유발하기도 합니다. 그러면 몸은 또다시 허기진다는 신호를 보내게 되고 이때 섭취하는 음식이 혈당을 빨리 올리는 음식이라면 앞의 과정이 반복됩니다. 그러다보면 인슐린을 분비하는 기능에 문제가 생기게 되고 세포 또한 인슐린에 대한 저항성을 갖게 되어 혈당이 높아질 수 있습니다. 따라서 가능한 한 자연 상태에 가까운 음식을 먹는 것이 좋다고 생각됩니다. 사람의 기호에 맞춰 정제되고 가미된 음식이 아니라 본래 자연 형태에 가까운 음식을 최소한의 조리 과정을 거쳐 고루 섭취하는 것이지요. 그리고 식사를 할 때 먼저 채소와 해조류, 버섯류를 먹고 다음으로 생선이나 고기와 같은 음식을 먹고 맨 나중에 밥을 먹으면, 식후 혈당이 빠르게 오르는 것을 막고 우리 몸이 일정한 혈당을 유지하는 데 도움이 됩니다. 흡연, 과도한 카페인 섭취나 지나친 음주는 삼가야 합니다.

규칙적인 신체 활동은 당을 소모하고 혈당을 조절하는 능력을 향상시킬 수 있습니다. 또한 전반적인 순환을 개선해서 당뇨병 합병증을 예방하는 데도 도움이 됩니다. 하지만 너무 과격하고 과한 운동은 몸에 산화적 스트레스를 발생시키고, 갑작스런 저혈당 상태를 유발할 수 있으므로 삼가는 것이 좋습니다.

정신적인 스트레스는 만병의 원인이라고 하는데 당뇨병에서도 마찬가지입니다. 스트레스를 받았을 때 분비되는 호르몬은 인슐린의 작용을 방해하고 수축된 혈관은 전반적인 순환을 방해해서 당을 효율적으로 이용하는 데 악영향을 미칩니다. 족욕이나 반신욕, 가벼운 산책, 복식호흡 같은 이완 요법과 자신이 좋아하는 취미 활동이나 신체 활동을 통해 심신에 생기를 되찾아주는 것이 좋은 방법입니다.

한의학에서는 당뇨병을 소갈(消渴)이라고 표현합니다. 몸속에 필요 없는 열이 발생해서 심한 갈증을 느끼게 되고 점차 마르고 쇠약해지는 병이라는 의미입니다. 맛이 진하고 기름진 음식과 술을 과도하게 섭취하고, 몸을 움직이길 싫어하고, 감정을 잘 다스리지 못해 기혈(氣血: 생체에너지와 혈액)의 순환이 막히고 몸 안에 열[火]이 쌓이게 되어 생긴다고 봅니다. 스트레스 받고 입을 자극하는 음식만 먹고 피곤하고 귀찮으니 운동하는 것을 싫어하는 것은 옛사람들도 별반 다르지 않았던 것이지요. 그래서 소갈증을 다스릴 때는 부족한 진액(혈액, 림프, 땀, 소변, 점액 등을 의미)과 음은 보하고 불필요하게 생성된 열은 내리는 방법을 쓰고, 먹는 음식은 담박하게 하고 몸을 규칙적으로 움직이며 과도한 욕심을 버릴 것을 주문합니다. 균형을 잃고 화택이 되어버린 몸과 마음의 불을 끄면 소갈증이 없어진다고 본 것이지요.

이전에는 당뇨병이 중년 이상에게서 주로 발생했지만, 최근에는 20, 30대나 청소년에게서도 발생한다고 합니다. 서구화된 식생활과 입만 즐겁게 하는 음식들이 늘어나고 몸을 움직이는 시간은 줄고 정신적인 스트레스는 늘어난 시대의 변화가 가져온 결과일 것입니다. 별생각 없이 받은 건강검진에서 어느 날 혈당이 높아졌다는 결과가 나왔다면 지금 당장 당을 떨어뜨리는 것도 중요하지만 무엇이 몸과 마음에 불을 지폈는가를 살펴볼 필요가 있습니다.

당뇨병 치료에 도움이 되는 처방
적절한 식이요법, 신체 활동과 함께 차가버섯 추출 분말을 하루에 3그램 정도 꾸준히 음용하면 혈당 조절에 도움이 됩니다.

대상포진

감기 몸살이 난 것 같다면서 내원하는 환자 중에는 종종 피로감과 함께 몸의 특정한 부위가 뭔가 기어가는 것처럼 간질거린다든가, 쿡쿡 쑤시거나 쩌릿한 느낌이 있다고 하는 경우가 있습니다. 이럴 때 의심해볼 수 있는 질환이 바로 대상포진입니다.

대상포진(帶狀疱疹)은 말 그대로 작은 물집이 띠 모양으로 번져가는 발진을 말합니다. 앞서 이야기한 증상들이 있고 2~3일 정도 지나면 피부에 수포가 올라오면서 그 주변으로 통증과 가려움증이 발생하는데 그 고통이 상당합니다. 주로 갈비뼈가 있는 옆구리 쪽에서 발생해서 점차 배 쪽으로 진행되지만, 몸의 모든 부위에서 발생할 수 있습니다.

대상포진의 통증은 바이러스가 피부에 있는 신경의 말단을 침범하기 때문에 발생합니다. 그런데 이 바이러스는 몸에 새롭게 침입한 것이 아니라 어릴 적 앓은 수두를 일으켰던 바이러스입니다. 바이러스가 수두를 앓고 난 이후에도 사라지지 않고 잠복하고 있다가 몸의 면역력이 떨어졌을 때 잠에서 깨서 활동을 시작하는 것이지요. 그래서 이 질환은 주로 50, 60대 이후 상대적으로 면역력이 저하된 사람에게서 자주 발생합니다. 하지만 최근에는 영양의 불균형과 과로, 과중한 스트레스로 인해 20, 30대의 젊은 연령층에서의 발생 빈도도 증가하는 추세라고 합니다.

대상포진은 감기와 그 발생 부위나 증상은 좀 다르지만 치료나 관리는 같은 선상에서 생각하면 됩니다. 증상이 발생하면 좀 고생은 하지만 큰 문제가 없다면 1~2주 정도 후에는 대부분 낫습니다. 하지만 간혹 적절한 치료를 받지 않거나 생활이 관리되지 않을 경우 피부 증상은 나았는데도 만성적인 통증이 지속될 수 있으므로, 무조건 참고 견디기보다는 필요한 조치를 취하는 것이 좋습니다.

무엇보다 충분히 영양을 섭취하고 최대한 많이 자는 것이 좋습니다. 견과류와 통곡식 그리고 과일과 채소를 풍부하게 섭취하고 스트레스는 면역계를 약화시키므로 마음을 쉬어줘야 합니다. 차가운 바람을 피하고 햇볕을 자주 쬐는 것이 좋습니다. 환부를 긁는 것은 삼가고, 목욕할 때는 물집이 터지지 않도록 부드럽게 해야 합니다.

대상포진은 특별한 치료법이 없고 시간이 지나면 호전되기 때문에 일단 그 통증과 불편감을 줄이는 것이 일차적인 목표입니다. 한의학에서는 우선 통증이나 가려움증을 줄이기 위한 침 치료를 하거나 약을 처방하고, 피부에 바르는 연고[膏]를 이용하기도 합니다. 증상이 사라진 이후에는 무엇 때문에 몸이 약해졌는가를 살펴서 몸과 마음의 회복을 돕는 방향으로 다스립니다.

대상포진은 감기와 마찬가지로 면역계가 약해졌다는 신호입니다. 몸과 마음이 이제는 건강에 조금 더 관심을 기울여달라고 말을 걸고 있는 것이지요. 어쩌면 몸은 그 이전부터 부드럽게 말을 걸고 있었는지도 모릅니다. 그런데 그것을 모른 척하고 무시하니 약간의 고통과 함께 '날 좀 봐달라' 호소하는 것이지요. 대상포진으로 몸이 가렵고 따갑다면 가만히 눈을 감고 자기 안의 목소리에 귀를 기울여보면 어떨까요? 내면과의 충실한 대화는 드러난 증상의 치유는 물론 생활 전반을 건강하게 해줄 것입니다.

대상포진 치료에 도움이 되는 약차

【 우엉차/녹차 】

몸의 해독 작용을 도와 증상의 완화에 도움이 됩니다.

【 황기감초차 】

황기 4그램, 감초 2그램을 넣고 차로 끓여 마시면 급성기 이후 몸의 회복에 도움이 됩니다. 열이 있을 때는 삼가야 합니다.

류마티스 관절염

과유불급이란 말이 단지 살아가면서 겪는 일에만 적용되는 것은 아닙니다. 건강에 대해 지나치게 예민하고 걱정이 많아서 탈인 경우가 있는가 하면, 자신의 건강에 대해서 참 무심하거나 과신하는 경우도 많습니다. 병도 마찬가지여서 병과 환자 모두 기운이 넘쳐서 한참 싸우는 경우도 있고, 환자가 지쳐서 병조차도 증상이 심하지 않지만 오랫동안 지속되는 경우도 있습니다. 가만 살펴보면 사람의 건강은 인생사와 별반 다르지 않은 것 같습니다.

    류마티스 관절염은 어떤 의미에서 몸의 면역 작용이 과한 경우라고 볼 수 있습니다. 이 증상은 과하게 예민하고 적극적으로 반응하게 된 면역계가 관절을 이루고 있는 활막(관절을 싸고 있는 막)을 자신의 것이 아닌 외부에서 들어온 물질로 오인하고 공격해서 발생합니다. 겉으로 드러나는 증상은 관절이 붓고 아프고 열이 나서 일반적인 관절염의 증상과 비슷하지만, 그 기전(발병을 일으키는 구조적 상태나 체계 또는 조건)은 면역 작용의 과잉에 의한 자가면역질환의 일종인 것이지요.

이 증상의 원인은 아직 확실하게 밝혀진 것은 없습니다. 다만 남성보다는 여성에게 많이 발생하고 신체적·정신적 스트레스, 불균형하고 부족한 영양 섭취, 미생물에 의한 감염이 영향을 줄 수 있다는 정도가 알려졌습니다. 실제 류마티스 관절염으로 약을 복용하고 있다는 환자들을 봐도 나이가 좀 있는 여성이 많고, 개중에는 일반적인 수준 이상의 정신적 스트레스를 받았던 분이 꽤 있습니다.

일반적인 관절염이 많이 쓰거나 체중 부하를 많이 받는 부위에 발생하는 데 비해 류마티스 관절염은 그와는 관계없이 몸의 거의 모든 관절에 발생할 수 있습니다. 또한 면역계의 이상이 관계되어 있기 때문에 관절 증상과 함께 피로감을 느끼거나 식욕과 체중이 감소하고 발열 같은 전신 증상이 수반되기도 합니다. 보통은 혈액검사를 통해 류마티스 인자를 확인하는 것으로 진단하며 아래의 7가지 중 4가지 이상이 있으면 일반적인 관절염과 다른 류마티스 관절염으로 진단할 수 있습니다.

- 아침에 일어나서 적어도 한 시간 이상 지속되는 관절의 뻣뻣함
- 3군데 이상의 관절에서 나타나는 관절염
- 손목과 손가락의 관절염
- 좌우 관절에서 동시에 대칭적으로 발생하는 관절염

- 관절 주위의 피부 아래에서 발견되는 류마티스 결절(작은 혹)
- 혈액검사에서 류마티스 인자의 양성반응
- 엑스레이 촬영 시 발견되는 전형적인 손가락과 손목 관절의 변화

※ 2010년 새롭게 제시된 기준도 있으나 자가 진단하기에는 어려움이 있어서 이전 기준을 제시합니다.

류마티스 관절염 증상이나 예후는 개인차가 많지만, 대개 일단 그 증상을 개선하는 데 초점을 맞춥니다. 관절이 뻣뻣하고 아프며 전반적인 몸의 상황 또한 정상적인 신체 활동을 하는 데 불편함을 주기 때문입니다. 하지만 앞서 말한 대로 류마티스 관절염은 증상이 발생한 관절의 문제가 아니라 면역계의 문제라는 점을 잊지 말아야 합니다. 대증적인 치료로 당장의 불편함을 해소하는 것에만 초점을 맞추고 이러한 요법을 장기간 지속할 경우 지나치게 까칠해진 면역계가 건강한 상태로 회복하는 데 더 많은 시간이 걸리거나 도리어 방해를 받을 수도 있습니다.

류마티스 관절염의 증상이나 이 질환을 앓고 있는 환자들을 살펴보면 화(火)라는 단어가 떠오릅니다. 누구나 살다보면 스트레스를 받습니다. 스트레스 없이 산다는 것은 불가능하고 적절한 자극은 생명 유지에도 필수적입니다. 그런데 문제는 외부에서 오는 자극이 감당하기 너무 과할 때 발생합니다. 해야 할 일과 주변 상황 그리고 자신을 둘러싼 사람들이 주는 자극, 자기 안에 존재하는 욕구가 자꾸만 부

딪치고 마찰을 일으키다보니 내부에는 차곡차곡 화약이 쌓이게 됩니다. 매사에 예민하고 감정의 기복이 심해지기도 하고 생활의 리듬 또한 흐트러지게 되니 전반적인 건강 상태 또한 악화됩니다. 몸의 면역계 입장에서 보면 하루 24시간이 긴장 상태고 1년 365일이 전시체제인 셈입니다. 그러다보니 주인을 따라 과민해진 면역계가 적과 아군을 구분하지 못하고 스스로를 공격하게 되는 사태가 벌어지는 것이지요. 차곡차곡 쌓인 화약에 어느 순간 아주 작은 불꽃이라도 튀면 동시다발적인 폭발이 여러 관절에서 일어나게 됩니다.

따라서 일정 기간은 당장 불편한 증상을 완화시키는 데 중점을 두더라도 몸과 마음의 곳곳에 쌓인 화약을 제거하는 작업을 하지 않으면 류마티스 관절염의 치료는 불가능합니다. 치료와 생활의 변화를 통해 그동안 쌓인 것은 풀어내고 막힌 것은 소통시키는 작업이 필요합니다. 몸과 마음에 좋은 양식을 공급하고 충분히 자고 쉬는 것이 기본이 되어야 합니다. 너무나 빡빡하게 버텨온 면역계가 회복할 수 있는 휴가를 주는 것이지요. 기공 수련이나 명상과 같이 심신을 이완시키고 유연하게 해줄 수 있는 기법을 익히는 것도 빠른 회복에 도움이 될 것입니다. 류마티스 관절염으로 아침마다 뻣뻣해진 관절은 어쩌면 좀더 유연하게 살라고 말하는 것은 아닐까 생각해봅니다.

불면증

사람마다 차이는 있지만 사는 동안 머리부터 발끝까지 몸의 곳곳에서는 다양한 문제가 발생합니다. 불교에서는 온갖 번뇌와 고통이 가득한 세상을 불이 난 집에 비유하는데, 어떻게 보면 살아가는 동안 크고 작은 병이 생기는 몸은 병택(病宅)이라고 해도 과언이 아닐 것입니다. 그 병의 불길이 별것 아니어서 잠시 "앗, 뜨거워!" 하고 끝나기도 하지만 때론 몸과 마음을 모두 불태워버리기도 합니다. 삶과 죽음이 뗄 수 없는 것처럼 건강과 질병 또한 마찬가지인 셈이지요.

　한의원을 찾는 환자들도 마찬가지여서 정말 여러 가지 불편함을 호소합니다. 한 곳만 아픈 것도 아니고 이곳저곳이 아프다고들 하시지요. 하지만 이렇게 증상이 다양해도 진료를 할 때 공통적으로 확인하는 것이 있습니다. 식사는 제때 잘하는지, 소화는 잘되는지, 대소변은 주기적으로 시원하게 잘 보는지, 잘 때 꿈을 꾸거나 자다 깨지는 않는지 같은 것들이지요. 개인적으로 이러한 사항들을 '생활의 바이

털사인'이라고 부릅니다. 혈압과 맥박 그리고 체온이 생명현상의 가장 기본이 되듯이, 잘 먹고 잘 내보내고 잘 자는 일은 건강하다는 가장 기본적인 신호인 동시에 모든 병에 영향을 주는 요인이기 때문입니다.

그런데 나이가 들면서 밤에 잠이 잘 오지 않거나 자다가 한번 깨면 다시 잠들기가 힘들다고 하는 경우가 많이 있습니다. 젊어서부터 그래서 그런가보다 하기도 하지만, 부족한 수면으로 인해 만성피로에 시달리거나 신경이 예민해져서 일상생활에 불편함을 겪는 경우도 있습니다. 안 좋은 줄 알면서도 어쩔 수 없이 수면제를 처방받아서 먹는 경우도 있지요.

불면의 원인은 매우 다양합니다. 몸과 마음의 불편함이 모두 불면의 원인이 될 수 있기 때문입니다. 그래서인지 불면증 때문에 고생하는 환자를 진맥하다보면 많은 경우에서 몸이 아프거나 긴장했을 때 나타나는 맥이 잡힙니다. 이러한 맥상(맥이 뛰는 현상)이 나타나는 것은 불면으로 인한 결과일 수도 있고 불면의 원인이 되는 몸과 마음의 상태가 반영된 것이라고 생각합니다. 따라서 불면증을 치료할 때는 우선 겉으로 드러난 긴장 반응을 풀어내어 급한 불은 끄면서, 몸과 마음을 불편하게 만든 원인이 무엇인지를 찾아내서 다시 불이 나지 않게 해야 합니다.

한의학에서는 일반적인 불면의 원인으로 지나친 고민과 생각, 심리적인 화, 그리고 소화불량이나 과로 등으로 인한 심신의 불균형을 꼽습니다. 치료할 때는 심장과 간장 그리고 비장을 다스리면서 이러한 불균형으로 인해 발생한 담을 제거하고 기혈의 순환이 잘되도록 하는 것을 목표로 합니다. 감정과 신체의 불균형을 회복시켜주면 정상적으로 잠은 잘 수 있다고 보는 것이지요.

일상에서 긴장된 몸과 마음을 풀어내고 숙면을 돕는 방법에는 어떠한 것들이 있을까요? 먼저 잠은 몸과 마음 모두 적당히 피곤할 때 잘 온다는 데 주목해야 합니다. 말하자면 '균형 잡힌 피로'가 필요한 것이지요. 평소 몸을 많이 쓰는 사람이라면 가벼운 책을 읽고, 정신적인 스트레스가 많다면 몸을 활동적으로 움직여서 심신의 균형을 잡아주는 것이 필요합니다. 어느 한쪽의 과도한 피로는 오히려 잠을 자는 데 방해가 될 수 있기 때문입니다.

다음으로 낮은 밝게 밤은 어둡게 지내야 합니다. 요즘은 실내에서 생활하는 시간이 많다보니 정작 낮에 햇볕을 쬐는 시간은 부족하고, 밤에는 각종 조명으로 인해 칠흑과 같은 어둠은 경험하기 어렵게 되었습니다. 이처럼 현대인의 생활은 자연의 리듬에서 멀어졌고 이것은 몸의 다양한 기능에 좋지 않은 영향을 끼치고 있습니다. 따라서 낮에는 가벼운 산책을 통해 햇볕을 직접 몸으로 맞고 밤에는 커튼 등을 이용해 어둠의 밀도를 높여줍니다. 이러한 과정을 통해 잃어버린 신체 리듬을 회복하는 일은 잠뿐만 아니라 전체적인 건강에도 좋은 영향을 줍니다.

침실의 환경도 수면에 영향을 줍니다. 차분한 색의 벽지, 18~21도 정도의 온도, 40~65% 정도의 습도는 잠을 자기에 쾌적한 환경을 제공합니다. 요즘에는 침대에서 자는 경우가 많은데 이때 침대의 폭은 자신의 어깨너비의 2배 반에서 3배는 되어야 합니다. 이불은 너무 무겁지 않은 것이 좋고, 베개의 높이는 바로 누워서 자면 목을 가볍게 받쳐주는 정도가 되게 하고, 옆으로 누워 잔다면 자신의 어깨높이 정도가 되게 해서 척추를 편하게 해줘야 합니다.

정리되지 않은 생각이 많다면 가볍게 메모를 해 어지러운 생각을 정리하는 것도 도움이 됩니다. 또한 잠들기 전 짧은 명상이나 복식호흡, 족욕이나 반신욕 등을 해 기운을 아래로 내려주고 몸을 이완해주는 것도 좋습니다. 원인이 되는 사건이 풀리는 것이 근본적인 치료겠지만, 그로 인해 생긴 몸의 불균형도 풀어내야 합니다. 그래야 문제가 되는 일도 좀더 적극적이고 긍정적으로 바라볼 수 있습니다.

설레고 두근거리는 가슴으로 잠을 이루지 못하고 하얗게 태우는 밤은 열정의 증거입니다. 하지만 쉽게 잠들지 못하고 겨우 잠들었는데 꿈에 시달리고 자주 깬다면 이것은 몸과 마음에 무엇인가 불편함과 긴장이 남아 있다는 신호입니다. 반복되는 불면증으로 심신이 지쳐가고 있다면 억지로 잠을 청하기보다는 몸과 마음의 상태를 한 번쯤 되돌아보면 어떨까요? 불면의 원인을 잠재우면 꿀 같은 잠과 맑고 상쾌한 아침은 덤으로 따라올 것입니다.

불면증 치료에 도움이 되는 약차

【 산조인백복령차 】

산조인과 백복령은 심장을 편안하게 해주고 과민해진 정신 활동을 안정시켜 숙면에 도움이 됩니다. 산조인은 멧대추 씨앗으로, 볶아서 써야 불면증에 효과가 있습니다. 각 4그램씩 넣어 차로 마시면 됩니다. 만약 심리적인 화가 많이 있다면 치자나 황련을 1~2그램 정도 더하면 좋습니다.

비만

최근에는 20, 30대뿐만 아니라 50, 60대 이상도 다이어트와 몸매 관리에 많은 관심을 두고 있습니다. 이러한 관심이 사회적으로 강요되는 몸에 대한 기준을 따라가기 위한 것이라면 문제이지만, 실제로 비만으로 인해 건강에 이상이 있다면 현재 증상을 개선하고 앞으로의 건강을 위해서 자기에게 맞는 체중을 유지하는 것은 중요합니다.

비만은 살이 쪘다는 의미이지만 건강에 더 중요한 것은 단순한 몸무게가 아니라 체지방의 비율입니다. 체중이 많이 나가도 근육량이 많으면 비만이 아니지만, 몸이 말랐어도 근육량이 적고 지방이 많다면 비만이라고 할 수 있기 때문입니다. 건강한 체지방의 비율은 나이에 따라 약간의 차이는 있겠지만 남성은 체중의 15~20%, 여성은 20~25% 정도를 이야기합니다. 여성이 체지방의 비율이 상대적으로 높은 것은 그러한 상태가 임신과 수유에 유리하기 때문입니다. 이 비율이 남성은 25%, 여성은 30%에 가까워지면 주의와 관리가 필요하고, 각각 30%와 35% 선을 넘어서면 본격적인 비만 상태로 좀더 적극적으로 체중을 관리할 필요가 있습니다.

몸에 지방이 과도하게 축적되면 어떤 일이 벌어질까요? 우선 체중 부하를 받는 신체 부위(특히 허리와 무릎)에 무리가 오게 됩니다. 만약 적정 체중보다 10킬로그램이 더 나간다면 늘 그 정도 무게의 배낭을 짊어지고 다닌다고 생각하면 됩니다. 등산을 해봤다면 그 정도 무게의 배낭을 메고 있다가 내려놓았을 때의 가벼움을 떠올려보면 쉽게 연상될 것입니다.

내부적으로는 심혈관계에 부담을 주게 되어 심장과 신장 질환 그리고 뇌졸중과 같은 질병의 위험성이 커집니다. 또한 인슐린에 대한 내성을 증가시켜 당뇨가 발생할 수 있고 지방의 축적으로 간과 담낭(쓸개)의 기능에 문제를 가져올 수 있습니다. 게다가 요즘처럼 날씬함이 마치 건강과 자기 관리의 표현인 양 강요하는 분위기에서는 비만으로 인한 정신적 스트레스 또한 무시할 것이 못 됩니다. 살이 쪘다는 이유만으로 잘못하면 심신이 괴로워질 수 있지요.

하지만 비만을 진화적 관점에서 살펴보면 조금 다르게 보입니다. 얼마 전만 해도 배가 나온 것이 부와 안락함의 상징이었던 것처럼, 수렵채집 시기에 몸에 축적된 지방은 바로 생존의 조건이었을 것입니다. 지금처럼 마트만 가면 먹을 것을 구할 수 있는 것이 아니라 먹을거리를 찾아 몇 시간을 걷거나 움직여야 하는 환경에서는 음식을 구할 수 없을 때를 대비해 어떻게든 고에너지원을 섭취하고 남은 에너지를 축적하는 것이 생존에 유리했을 것입니다. 따라서 같은 무게로 가장 높은 칼로리를 저장할 수 있는 지방은 훌륭한 에너지원이자 잉여 에너지의 훌륭한 저장원으로 각광받았던 것이지요. 필연적으로 지방의 섭취와 축적을 성공적으로 이루어낸 사람들이 상대적으로 더 많이 살아남아 후손들에게 그 유전자를 전달했을 것입니다. 그러나 너무 짧은 시간 동안 인간의 문명이 크게 변화하면서 이제는 몇몇 부족을 제외하고는 수렵과 채집을 통해 식량을 구하지 않게 되었습니다. 유전자는 아직 숲과 들판을 헤매던 그 시절에 머물러 있는데, 먹을거리는 잠깐 걸어나가거나 집에서 인터넷으로 주문하면 얻을 수 있게 된 이 시대적 부조화가 현대인의 비만에 꽤 중요한 역할을 하는 것으로 여겨집니다. 만약 신체적 활동량과 먹는 음식의 종류, 식량을 얻는 방식을 석기시대 수준으로 가져갈 수 있다면 비만 문제는 자연스럽게 해결될 것입니다. 따라서 수렵채집인의 삶의 방식을 그대로 따라할 수는 없겠지만 비만을 해결하는 데 기준으로 삼는다면 좋은 결과를 얻을 수 있을 것입니다.

여하튼 비만은 자신이 소모하는 것보다 많은 칼로리가 들어와서 잉여 칼로리가 발생하고 이것이 지방의 형태로 축적된 것입니다. 1차적으로는 많이 먹고 적게 움직이는 것이 가장 큰 원인이고, 2차적으로는 내부의 문제가 있어서 들어온 것을 효율적으로 처리하지 못할 때도 발생합니다. 따라서 우선 자신이 어떤 음식을 어떻게 먹고 몸을 얼마나 움직이는지 살피고, 내부 장부의 기능은 원활한지, 정신적인 스트레스는 어떻게 관리하고 있는지 점검해야 합니다. 스스로에 대한 파악 없이는 어떠한 다이어트 프로그램도 비만을 해결할 수 없습니다. 단기간에 체중 감소는 있을 수 있겠지만 1~2년 후에는 대부분이 비만의 상태로 되돌아가는 것도 이 때문입니다. 체중감량을 위한 방법을 따르면서도 몸과 마음의 문제를 해결하고 좋은 체중을 유지하기 위한 습관을 들여야만 이후에도 적정 체중과 건강을 유지할 수 있습니다. 이러한 변화에는 적어도 3개월 정도의 시간은 필요합니다. 옛사람들이 무언가를 이루려고 할 때 100일을 이야기했는데, 습관을 바꾸고 몸과 마음의 변화를 일으키는 데는 이 정도의 시간을 들여야 합니다. 이후에는 이때 만들어진 상태를 잘 유지하려는 노력이 필요하고요.

한의학에서는 갑작스럽게 살이 찌거나 빠지는 것 모두 비장과 위장의 기능에 문제가 생겼기 때문이라고 봅니다. 비위 기능이 저하되어 몸 안에 습(濕: 혈액순환이 잘되지 않아 몸 안에 쌓인 습기)과 담(痰: 체액이 열熱을 받아서 생기는 것)이 증가하면 체중 또한 증가하는 것이지요. 따라서 비만 환자를 다스릴 때는 비위에 문제를 일으키는 생활 습관을 고치는 것을 기본으로, 그간의 생활로 인해 저하된 몸의 기능들을 회복시키고 쌓여 있는 습과 담을 배출시키면서 전반적인 체액의 순환을 원활하게 하는 것을 목표로 합니다. 말하자면 체중이 증가하기 쉬운 몸 상태를 정상화시키고 쌓인 것을 배출시키는 것이죠. 물론 이 방법 또한 근본적인 해결책은 아닙니다. 치료 과정을 통해 자신을 변화시키고 그것을 굳게 믿고 지키는 것만이 비만의 유일한 해법임을 잊어서는 안 됩니다.

다음의 내용은 체중 조절에 도움이 되는 생활 습관을 정리한 것입니다. 제시한 내용을 그대로 따르면서 스트레스 받기보다는 기억해두고 있다가 일상에서 선택의 순간에 자신에게 좋은 선택을 더 자주 한다 정도로 받아들이면 좋을 것입니다.

체중 감소에 좋은 생활 습관

- 긍정적인 마음과 활동적인 생활 습관이 중요합니다. 앉아 있는 시간보다 움직이는 시간을 늘리고, 정기적인 유산소 운동(걷기, 자전거, 수영)과 요가나 스트레칭(힘과 유연성)을 병행하면 좋습니다. 과도한 운동은 도리어 해가 되므로 자신의 체력을 고려해서 해야 합니다.
- 허리와 가슴을 펴고 몸의 자세를 바로 합니다.
- 체중 감량은 일주일에 500그램 정도가 적당합니다. 과도한 다이어트는 몸을 상하게 하므로 몸이 체중 감소에 적응할 수 있는 시간을 줘야 합니다.
- 음식을 먹을 때는 여러 가지를 먹도록 합니다. 단백질, 복합탄수화물, 그리고 약간의 지방을 균형 있게 먹습니다. 균형 잡힌 식사는 혈당을 안정시키고 장기적으로 지방을 연소시키는 능력을 갖게 합니다. 칼로리에 대한 지나친 걱정은 버리도록 합니다.

• 아침은 꼭 먹고, 규칙적인 식사를 합니다. 천천히 씹어 먹고, 한 수저 남긴다는 느낌으로 드세요.

• 밤참을 피하고 충분히 잡니다.

• 술은 칼로리를 추가하고 지방 연소 억제하므로 삼갑니다.

• 설탕과 인공감미료는 최대한 먹는 양을 줄이는 것이 좋습니다.

• 배고플 때 장을 보면 충동 구매를 하게 됩니다.

• 간식이 먹고 싶어지면 하던 일을 멈추고 잠깐 움직이세요.

• 한 달에 한 번 정도 주말에 단식을 하면 좋습니다.

• 강한 식욕이 일어나면 조금만 기다리세요. 음식에 대한 갈망은 파도처럼 왔다가 사라집니다. 하지만 먹기로 했다면 최대한 즐기면서 먹고, 천천히 먹어야 합니다.

• 짜고 단 음식이 당긴다면 미네랄 부족, 식품 알레르기, 저혈당이나 갑상샘의 문제일 수 있습니다.

체중 감소에 좋은 식습관

• 가능하면 생식의 비율을 높입니다. 굽거나, 삶아 먹고, 기름 조리는 피합니다. 하루 한 끼 정도는 신선한 채소와 과일만 먹으면 좋습니다.

• 물을 자주 마시고 무가당 과일즙과 약차는 좋은 저칼로리 음료로 끼니 사이나 단것이 먹고 싶을 때 마십니다.

• 지방에 주의하세요. 지방은 다른 것보다 쉽게 살이 됩니다. (단

3%의 지방 열량만이 소화 과정에서 연소되지만 복합탄수화물은 25%가 이 과정에서 연소됩니다.)

- 포화지방을 제거하세요. 버터, 크림, 고기 국물, 아이스크림, 마요네즈, 육류, 진한 드레싱, 전지분유, 튀긴 식품과 같은 포화지방이 많은 음식은 삼가세요.
- 좋은 기름을 드세요. 아보카도, 올리브, 날 견과류와 종자, 소맥배아와 옥수수 배아는 필수지방산을 함유한 좋은 지방의 공급원입니다. 하지만 이 또한 과한 섭취는 삼갑니다.
- 밀가루, 흰쌀, 가공식품과 같은 정제된 음식과 케이크, 도넛, 사탕과 같은 설탕이 많이 든 음식은 피합니다.
- 간식이 먹고 싶다면 신선한 과일과 채소 그리고 저지방 플레인 요구르트를 먹는 게 좋습니다.

지방 분해를 위한 마사지법

양질의 올리브유와 사과식초를 1대 2의 비율로 혼합해서 일주일에 3회 이상 지방이 있는 부분에 마사지하면 지방의 체외 제거에 도움이 됩니다. 관절에 마사지를 하면 관절의 통증과 뻣뻣함에도 효과가 있습니다.

저칼로리

과일

사과, 양딸기, 수박, 자몽

채소

브로콜리, 양배추, 당근, 꽃양배추, 셀러리, 오이, 깍지콩, 케일, 상추, 양파, 무, 시금치, 순무

고칼로리

곡물

옥수수, 청완두, 흰쌀

과일

바나나, 체리, 무화과, 포도, 배, 파인애플

채소

고구마, 얌

빈혈

상담을 해보면 피곤하고 자주 어지러움을 느껴서 빈혈이 있는 것 같다고 하는 환자들이 있습니다. 그런데 이 중에 실제 혈액검사를 통해 적혈구의 숫자나 헤모글로빈 수치가 낮아서 철분제를 처방받은 경우는 드뭅니다.

흔히 앉았다 일어설 때 혹은 갑자기 어지럽거나 안색이 창백하고 만성적인 피로가 있으면 빈혈이 있다고 합니다. 하지만 이런 증상을 가진 대다수가 실제로는 신체적인 피로나 정신적인 스트레스의 누적, 부족하거나 불균형한 영양 섭취, 운동 부족에 따른 순환의 저하, 저혈압 그리고 만성적인 질환에 따른 몸의 전반적인 활력 저하인 경우가 더 많습니다.

노년에 찾아오는 빈혈은 노화에 따라 전반적인 몸의 활력과 순환이 떨어지고 부실한 영양섭취로 인해 기혈이 허해진 상태인 경우가 많습니다. 입맛이 없고 만사 귀찮고 수시로 어지럽고 힘이 없다고 느껍니다. 이런 증상이 있을 때는 부족한 부분은 식사나 약을 통해 보충해주고, 이로 인한 불균형을 바로 잡아주면 회복될 수 있습니다. 하지만 '나이 들면 다 그렇지.' 하고 방치하면 점차로 몸이 다른 기능들이 약해지거나 지병이 악화되기도 하고, 어지러움증으로 인해 쓰러져서 다치는 경우도 있으므로 유의해야 합니다.

따라서 빈혈이 있다면 평소 생활 습관을 점검해보고 문제가 있다고 생각되는 부분을 먼저 바꿔야 합니다. 또한 휴식과 규칙적인 신체 활동 그리고 충분한 영양 섭취를 통해 전반적인 몸의 상태를 개선해주도록 합니다. 만약 이런 조치를 취했는데도 증상이 지속된다면 적혈구 수나 헤모글로빈 수치에 이상이 있는 빈혈이거나 다른 만성 소모성 질환(서서히 온몸이 쇠약해지는 질환)일 수 있으므로 검진을 받아보는 것이 좋습니다.

빈혈은 말 그대로 피가 부족하다는 말로, 한의학적으로 보면 혈허(血虛)의 범주에 듭니다. 그런데 한의학에서는 섭취한 영양을 재료로 혈이 생성되기 위해서는 몸의 에너지적인 측면인 기(氣) 또한 충분해야 한다고 봅니다. 실제 빈혈 증상을 호소하는 환자들을 봐도 기혈의 상태가 모두 허한 상태인 경우가 더 많습니다. 그 증상이 심하다면 치료를 통해 부족한 부분을 보충해주고 떨어진 장부의 기능을 개선시켜주는 것이 좋고, 그 정도가 심하지 않다면 생활 습관의 변화를 통해서 충분히 회복할 수 있습니다.

빈혈 치료에 좋은 약차

【 황기당귀차 】

기를 보하고 신체의 활력을 높이는 황기와 혈을 보하고 순환을 좋게 하는 당귀를 각 6그램과 4그램씩 넣어 차로 마시면 좋습니다.

【 사물탕 】

사물탕은 한의학에서 혈을 보하는 데 쓰는 대표적인 처방으로 부족해진 혈을 보하고 순환을 좋게 합니다. 숙지황과 당귀, 천궁, 백작약을 각 4그램씩 넣어 차로 마시면 빈혈을 개선하는 데 도움이 됩니다.

혈허의 증상

- 얼굴에 핏기가 없고 입술이 창백합니다.
- 자주 어지러움을 느낍니다.
- 때때로 손발이 저리거나 쥐가 잘 납니다.
- 손톱이 거칠어지고 머리칼에 윤기가 없어집니다.

소화불량

어렸을 때 아이들이 주인공인 한 프로그램에서 다음과 같은 일화를 본 적 있습니다. 밥투정하던 아이가 "매일 밥을 먹는 대신 알약 몇 알을 먹으면 얼마나 편하고 좋을까? 씹을 필요도 없고 간단하게 삼키기만 하면 될 테니까." 하고 말하자 누군가 아이에게 한 끼 식사를 대신할 수 있는 알약을 만들어줬습니다. 그런데 문제는 그 크기가 야구공만 했다는 데 있습니다. 크기에 놀란 아이는 결국 다시 다른 친구들과 밥을 먹을 수밖에 없었지요.

생존에 필요한 에너지를 얻기 위해 살아 있는 동안 무엇인가를 먹을 수밖에 없습니다. 또한 그 사람이 어떤 사람인지를 알려면 그가 먹는 음식을 보라는 말이 있을 정도로 먹는 행위는 생존 이상의 의미가 있기도 합니다. 무엇인가를 먹는다는 행위로 인해 우리의 위장은 평생 열심히 일해야만 합니다(엄밀히 말하면 몸의 모든 기관은 쉼 없이 일하며 그렇지 않으면 그 순간 우리의 생명은 중대한 위기에 봉착할 것입니다).

그런데 나이가 들면 아무래도 위장 기능 또한 '돌도 씹어 먹으면 소화시킨다.' 하는 젊은 시절에 비해 떨어집니다. 조금만 더 먹거나 저녁에 뭘 먹으면 소화가 안 되고 더부룩하고 불편하다면 위장과 사이좋게 지낼 방법을 좀더 적극적으로 모색해야 합니다.

평소 소화가 안 된다는 분 중에는 식사 습관에 문제가 있는 경우가 많습니다. 습관을 고치지 않고 소화제를 복용하면 일시적으로는 편해지지만 조금 지나면 다시 불편해집니다. 이런 과정을 반복하면 위장 기능 자체가 약해져 만성소화불량에 시달리게 됩니다. 따라서 현재 불편한 증상을 개선하는 것과 함께 잘못된 식습관을 고치는 것이 중요합니다. 아래는 위장 문제로 고생하는 경우 잘 나타나는 습관입니다.

- 밥을 빨리 먹고, 국이나 물에 말아 먹는 습관이 있다.
- 식사 시간이 불규칙하고 폭식을 한다.
- 밤늦게 야식을 먹거나 술 약속이 많다.
- 식사 후에 바로 앉거나 눕는 습관이 있다.
- 식사 도중이나 식후에 바로 물이나 차를 마신다.

이런 습관이 있다면 어떤 치료보다 먼저 습관을 바꿔야 합니다. 우선 식사는 가능한 한 정해진 시간에 해서 위장이 이 리듬에 맞춰 미리 준비할 수 있도록 하는 것이 좋습니다. 그리고 무엇보다 천천히 기분 좋게 먹어야 합니다. 한 숟가락을 입에 넣으면 30~50번은 씹는 것이 좋다고 합니다. 그래야 음식이 잘게 부서지고 입안에서 침과 고루 섞이게 되어 소화가 잘되기 때문이지요. 또 천천히 먹으면 과식을 피하고 음식 본연의 맛을 느낄 수 있게 되어 폭식과 입만을 즐겁게 하는 음식으로부터 자유로워지는 이점도 있습니다. 하지만 실제 해보면 처음부터 이 정도로 씹는 일이 쉽지 않습니다. 때론 턱이 아파서 포기하기도 합니다. 빨리 먹는 습관이 있다면 10~20번 씹는 것부터 시작해서 점차 그 횟수를 늘려가는 것이 좋습니다.

다음으로 식전과 식후 30분 정도는 물이나 차를 마시지 않는 것이 좋습니다. 물을 마시더라도 찬물을 벌컥벌컥 들이키지 말고 입만 헹굴 정도의 물을 입에서 침과 충분히 섞어서 천천히 삼키도록 합니다.

만성적으로 위장 기능이 저하되어 있다면 '식후에 100보를 걸으면 90세까지 산다.'라는 중국 속담처럼 밥을 먹고 5~10분 정도 가볍게 걸어주면 도움이 됩니다. 이때 배를 시계 방향으로 살살 문질러주면서 걸으면 더욱 좋습니다.

음식을 먹을 때는 너무 달고 맵고 짠 음식처럼 자극적인 것을 자주 먹지 않도록 주의를 기울여야 합니다. 만약 이런 강한 맛이 자꾸 먹고 싶다면 이것은 스트레스를 많이 받고 있거나, 위장 기능이 저하되었다는 신호이므로 스스로 생활에 어떤 문제가 없는지 점검해야 합니다. 그리고 심리적인 문제를 폭식을 통해 풀기도 하는데, 포만감으로 인한 일시적인 만족감은 있어도 불편한 속과 불어난 체중으로 더욱 기분이 나빠질 것이므로 삼가도록 합니다.

나이가 들면서 몸의 다른 부분들과 마찬가지로 위장 기능이 약해지는 것은 어찌보면 자연스러운 현상일 수 있습니다. 물론 일상생활에 불편을 가져올 정도라면 대책을 강구해야겠지요. 전과 같이 먹는데 소화가 잘 안 되고 자꾸 부대낀다면 '이제는 막 먹어도 되는 때는 지났구나.' 하고 여기면 어떨까요? 세상의 온갖 것을 도전적으로 맛봐야 할 젊은 시절에는 조금은 무모하다 싶을 정도로 (물질과 감정 모두) 먹고 마셔도 몸이 견뎌낼 수 있습니다. 하지만 지천명의 때를 지났다면 이제는 조금은 걸러낼 줄도 알아야 합니다. 인생을 완성해야 하는 시기에는 조금 더 집중하고 선택해야 하기 때문입니다. 먹고 마시는 음식이 자신의 전부는 아니지만 몸을 만들고 그 몸을 바탕으로 정신작용이 일어납니다. 자기에게 필요한 음식을 제때 제대로 즐겁게 먹는다면 배 속은 물론이고 인생도 조금은 편해질 것입니다.

소화를 도와주는 약차
【 백출지실박하차 】
백출 4그램, 지실 2그램, 박하 1그램을 넣어 차로 마시면 좋습니다.

소화를 돕는 지압점
합곡혈과 내관혈(응급편 '급체' 참고) 자리 주위에서 가장 예민한 통증이 느껴지는 부위를 손가락으로 지그시 눌러줍니다. 정성껏 눌러주면 몇 분 내로 속이 편해지는 것을 느낄 수 있습니다.

수족냉증

젊은 사람은 체질적 성향, 영양 섭취의 부족이나 과도한 다이어트, 차가운 환경에의 노출 그리고 운동 부족과 같은 요인으로 냉증이 잘 발생하는데, 심하지 않으면 생활 습관의 개선만으로도 좋아지는 경우가 많습니다. 그런데 중년 이후에는 조금 다릅니다. 젊어서는 그렇지 않았는데 최근 1~2년 사이에 부쩍 추위를 많이 탄다거나, 겨울이 되면 손발이 너무 차가워져서 악수하기 창피하다거나, 무릎 아래가 시리고 찬바람이 나오는 것 같다거나, 감기도 아닌데 몸에 한기가 들고 추운 날에는 손발 끝이 하얗게 죽는 것 같은 느낌이 들면 몸의 상태를 조금 적극적으로 살펴볼 필요가 있습니다.

　냉증을 호소할 때 체온을 재보면 약간 낮거나 별문제가 없는 경우가 대부분입니다. 그럼에도 몸이 차다고 느끼는 것은 그 부위의 체액과 혈액의 순환이 저하되었기 때문입니다. 따라서 차게 느껴지는 부위를 따뜻하게 해주거나 마사지와 같은 방법으로 자극을 주어 순환을 좋게 해주는 것이 일차적인 방법이 될 수 있습니다. 물론 이것만으로는 증상이 해결되지는 않습니다. 무엇 때문에 순환이 약해졌는가를 살펴서 바로 잡아야 합니다.

몸의 말단까지 순환이 잘 이루어지려면 우선 에너지를 생산할 수 있는 원료가 충분해야 합니다. 땔감이 없으면 불을 지필 수 없는 것과 마찬가지입니다. 다음으로는 이 원료를 태워서 에너지를 만들어야 하고, 만들어진 에너지를 필요한 부분에 잘 전달해야 합니다. 이 과정 중에서 한 부분이라도 이상이 생기면 냉증이 발생할 수 있습니다.

한의학에서는 에너지 생산의 바탕이 되는 기운, 원기(元氣)가 신장에 저장되어 있다고 봅니다. 이 기운은 우리가 가지고 태어나는 것이며 이 기운을 다 소진하면 생명을 다하게 됩니다. 살아가는 동안 섭생을 잘해서 부족해지는 기운을 보충하고 원기를 천천히 소모하면 좋은 건강 상태를 오래 유지할 수 있습니다. 하지만 방탕한 생활을 하거나 과로와 스트레스 그리고 큰 병을 앓아 많은 기운을 소모하면 상대적으로 빨리 원기가 부족해지고 이것이 냉증의 원인이 될 수 있습니다. 이럴 때는 과도하게 몸과 마음을 쓰는 것을 삼가고 충분한 영양 섭취와 휴식 등을 통해 남은 기운을 잘 보존하고 보충해야 합니다.

다음으로는 연료는 있으나 이것을 효과적으로 에너지화하지 못하거나 만들어진 에너지를 전달할 수 있는 추진력이 부족한 경우입니다. 이 경우는 장작은 있으나 불이 잘 붙지 않거나, 불은 붙었는데 그 열기가 솥에 전달되지 않아서 밥이 잘 안 되는 것과 같습니다. 흔히

기가 허하다고 표현하는 상태가 여기에 속한다고 할 수 있습니다. 한의학에서는 심장과 비위 그리고 폐가 에너지를 만들어 전달하는 역할을 한다고 봅니다. 앞서 이야기한 원기를 바탕으로 우리가 섭취한 음식과 공기를 가지고 몸에 필요한 기운과 물질을 만들고 이것을 몸의 각 부분으로 보내주어야 하는데 이 과정이 전반적으로 약해 냉증이 발생하는 것이지요. 요즘 많이 이야기하는 고혈압, 당뇨병, 비만, 고지혈증과 같은 대사증후군도 여기에 속한다고 할 수 있습니다. 실제로도 이러한 질환을 오랫동안 앓은 경우 냉증이 많이 발생합니다. 이럴 땐 약해진 장부의 기능을 강화하고, 신체 전반적인 대사의 효율을 높여주어야 합니다. 좋은 영양의 섭취와 규칙적인 신체 활동이 기본이 되고, 단전호흡을 하거나 중완혈과 관원혈 주위로 뜸을 떠주는 방법도 효과적입니다.

　마지막으로 연료도 충분하고 추진력도 좋지만 순환이 방해를 받을 때도 냉증은 발생합니다. 이 경우는 에너지가 부족한 상태라기보다는 순환이 잘 안 되고 고르게 분포되지 않아서 발생하기 때문에 일부분은 냉하고 다른 부분은 과도한 열이 발생하는 경우가 많아서 앞선 경우들과는 조금 다릅니다. 이러한 냉증의 가장 큰 원인은 정신적 스트레스로 인한 몸의 긴장입니다. 물론 스트레스는 기운을 갉아먹고 전반적인 신체 대사를 저하시키는 원인이 되기도 합니다. 필요 이상의 긴장이 오래 지속되면 신체 말단으로 가는 순환이 방해를 받는데, 이때 하체는 차가워지고 상체로는 열이 올라오는 증상이 발생합니다.

중완혈

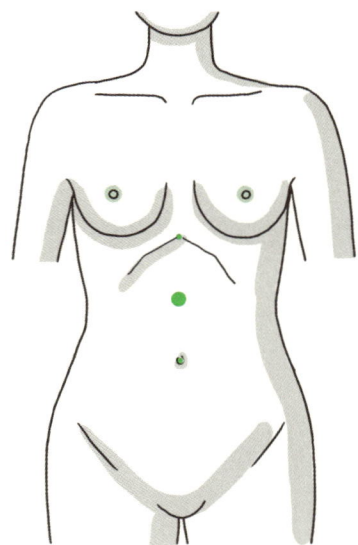

관원혈

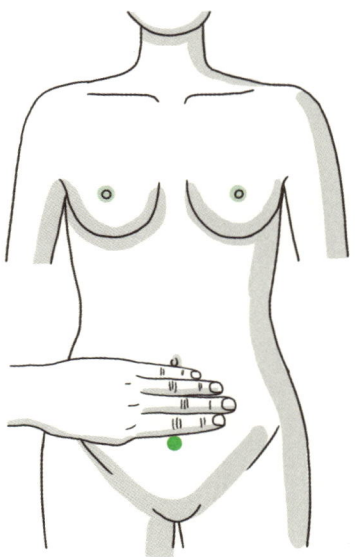

이 상태가 오래되면 몸 전체가 냉해지게 됩니다. 스트레스 외에 습과 담 그리고 어혈 등에 의해 순환이 방해를 받아 생기기도 합니다. 일반적으로 만성적인 위장 장애, 수술이나 사고 등으로 몸을 크게 상한 경우가 많고 여성의 경우에는 산후조리를 잘못하거나 반복된 유산 등이 원인이 되어 발생할 수 있습니다. 이로 인한 냉증은 날이 궂을 때 온몸이 찌뿌듯하고 쑤시고 아프며 야간에 통증 혹은 저림이 심해지는 경향이 있습니다. 이처럼 순환이 방해를 받아 냉증이 발생하는 경우에는 불필요한 긴장을 풀어내고 담과 어혈을 제거하고 정체된 체액의 순환을 순조롭게 하는 방법으로 다스려야 합니다.

어리고 젊은 시절이 봄과 여름이라면 중년 이후 노년의 시기는 가을과 겨울이라고 할 수 있습니다. 별도 나이를 먹으면 식어가는 것처럼 사람의 몸도 나이가 들면서 조금씩 차가워지는 것은 어쩌면 자연의 순리인지도 모릅니다. 하지만 나뭇잎을 떨어뜨리고 차가운 바람을 맞고 있는 나무가 죽은 것이 아니라 새 봄을 기다리고 있는 것처럼, 나이가 들어도 내면의 온기마저 잃어서는 안 됩니다. 그 온기는 새로운 것에 대한 호기심, 존재에 대한 사랑과 연민, 그리고 일상에 대한 경탄을 에너지로 삼는다고 생각합니다.

만약 몸에 특별한 문제가 없는데도 몸이 자꾸만 차고 시리고 여기저기 아프다면 마음속 발전소가 식어가고 있는 것은 아닌지 점검해 볼 필요가 있습니다. '사는 것이 다 그렇지.'라는 냉담함과 무관심으로 남은 삶을 이전과 똑같이 흘려보내기보다는 이제까지 살아온 삶을 발판 삼아 인생의 영역을 깊고 넓게 확장해나가는 것이 좋습니다. 그렇게 살아갈 수 있다면 활활 타오르던 젊은 날의 열정과는 달리 화로의 숯불과 같은 은근한 온기가 스스로를 따뜻하게 해줄 것입니다.

수족냉증 치료에 도움이 되는 약차

【 이중탕 】

위장이 약하고 설사를 자주하며 수족냉증이 있다면 인삼, 백출, 구워 말린 생강, 구운 감초를 4그램씩 넣어 차로 마시면 좋습니다.

【 가미육미지황탕 】

신장의 기운이 허해지고 몸의 원기가 떨어져 수족냉증이 나타난 경우 숙지황 8그램, 산약 4그램, 산수유 4그램, 백복령 3그램, 택사 3그램, 목단피 3그램, 육계 2그램, 파고지 2그램을 넣어 차로 마시면 좋습니다.

수족냉증 치료에 도움이 되는 지압

손톱과 발톱의 뿌리 있는 부분을 10초씩 꾹 눌러줍니다.

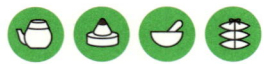

시력 저하

나이가 들면 여타의 신체 기능들처럼 오관(五官: 눈, 귀, 코, 혀, 피부)의 기능도 조금씩 저하됩니다. 개인차가 있지만 청력도 조금은 떨어지고 미각이나 후각도 약해져 맛있는 음식을 먹어도 맛을 잘 모를 수 있습니다. 눈도 마찬가지로 멀리 있는 것은 잘 보이고 가까운 것은 잘 안 보이는 원시 증상 외에도 시력 자체가 떨어지거나 눈이 쉽게 피로하고 눈에 뭔가가 떠다니는 것과 같은 현상이 발생하기도 합니다. 이러한 변화는 어떻게 보면 자연스러운 현상이어서 어느 정도 감내하고 적응하면서 지내야 합니다. 하지만 그 변화가 너무 빨리 혹은 단기간에 걸쳐 발생하거나 일상생활에 많은 불편을 느낄 정도라면 원인을 찾아서 적절히 대처해야 합니다.

눈의 문제는 눈에 국한되어 생기기도 하지만 몸 상태가 눈을 통해 나타나는 경우도 있습니다. 예를 들어 갑상샘 장애가 있으면 안구가 돌출되기도 하고, 간염이나 담즙의 배출에 문제가 있으면 눈에 황달이 생깁니다. 또한 고혈압이나 당뇨병 환자의 경우 시력에 문제가 발생하기도 합니다. 따라서 자신이 느낄 정도로 시력에 변화가 생긴다면 안경을 바꾸기보다는 눈과 다른 신체적인 질병의 유무를 먼저 확인해보고 다른 질병이 시력 변화의 원인이라면 이것을 치료해야 합니다.

다음으로 고려할 것은 눈에 필요한 영양의 공급입니다. 좋은 시력을 유지하기 위해서는 식사를 통해 비타민 A와 B, 비타민 C와 E 그리고 셀레늄과 아연과 같은 미네랄을 잘 섭취해야 합니다. 신선한 채소와 과일을 풍부하게 섭취하는 것이 좋고, 특히 당근, 브로콜리, 호박과 같은 녹황색 채소가 좋습니다. 또한 블루베리, 산딸기, 딸기, 복분자, 오디와 같은 열매를 즐겨 먹고, 물을 충분히 마시는 것도 좋습니다. 반대로 정제된 설탕과 밀가루가 많이 들어간 음식, 화학첨가물과 보존제가 함유된 음식, 맵고 자극성이 강한 음식, 그리고 과도한 카페인 섭취는 삼가고 흡연과 음주는 피해야 합니다.

일상생활에서는 눈을 과도하게 사용하는 작업을 하거나 조명이 적당하지 않은 상태에서 책을 보는 습관으로 눈을 피로하게 하지 않아야 합니다. 컴퓨터 작업이나 독서 등으로 일정 시간 눈을 사용했다면 잠시 눈을 감고 쉬거나 먼 곳을 바라보는 것이 좋습니다. 눈에 피로감을 느낄 때는 눈을 감고 10여 분 냉찜질을 하는 것도 효과적입니다. 외출할 때는 자외선 차단 기능이 있는 안경을 착용하는 것이 좋습니다. 걷기나 등산과 같은 운동은 전반적인 순환을 좋게 하고, 스트레스로 인해 발생하는 상부의 과부하를 해소해 도움이 됩니다. 눈 주위와 머리 뒤쪽 그리고 목과 어깨를 풀어주고 손바닥을 따뜻해질 정도로 비벼서 눈에 대주는 것 또한 기혈의 순환을 좋게 해서 눈의 건강에 도움이 됩니다.

한의학에서는 오장육부의 정기가 눈에 모여 있고 몸과 마음의 상태가 눈을 통해 표현된다고 봅니다. 눈이 맑고 눈동자가 선명한 것은 아름다움의 기준이 될 뿐만 아니라 건강하다는 증거이기도 한 것이지요.

눈은 모든 장부와 관련되어 있지만 그중에서도 심장과 비장 그리고 간장의 기능과 밀접한 관계가 있습니다. 의서에서는 정신이 혼란하면 눈동자가 돌아가지 않고, 때론 헛것을 보는 것은 정신과 감정을 담당하는 심장의 기운이 어지러워졌기 때문이라고 말합니다. 따라서 정신이 혼란하면 사물이나 현상을 있는 그대로 보지 못하고 잘못 판단하게 되므로 이럴 때는 심장의 기운을 고르게 하면 효과를 볼 수 있습니다.

다음으로 눈이 제 기능을 유지하기 위해서는 필요한 영양을 섭취하는 것과 함께 이것을 눈에 원활하게 공급하는 것이 중요합니다. 한의학에서는 이 역할을 담당하는 것이 비장이며 그 기능이 떨어지면 시력 또한 떨어지게 된다고 봅니다.

끝으로 한의학에서는 간장의 혈과 신장의 물기운이 부족해지면 눈이 침침해지고 잘 보이지 않게 된다고 봅니다. 이와 함께 스트레스나 감정의 불균형으로 위로 화가 치밀어올라도 눈의 기능에 이상이 생긴다고 보지요. 마치 물이 차가울 때는 맑다가 끓어오르면 뿌옇게 되는 것처럼 말입니다. 그래서 눈의 문제를 다스릴 때는 간장의 기운이 충만한지 허한지, 속에 화가 있지는 않은지를 먼저 살핍니다. 이처럼 감정의 불균형과 기혈의 순환 상태 그리고 장부의 허실을 점검하고 무엇이 주된 원인인지를 찾아 이를 다스려서 눈의 증상을 치료합니다.

우리가 경험하는 세상은 감각기관(오관)을 통해 전달된 자극을 뇌가 해석한 모습입니다. 나이가 들면서 그 감각이 조금씩 둔해지는 것이 서글프기도 하지만 한편으로는 좋은 점도 있다고 생각합니다. 사소하거나 몰라도 되거나 별로 중요하지 않은 것들이 만들어내는 세상으로부터 자유로워질 수 있기 때문입니다. 그런 일들에 분산되었던 에너지를 좀더 중요한 곳에 집중해야 합니다.

크고 멀리 있는 것이 잘 보인다면 그것에 집중하면서 살면 됩니다. 그 과정에서 생기는 부족한 부분은 그간 쌓아온 경험이 자신도 모르게 메워줄 것입니다. 그럼에도 불구하고 놓치는 부분이 있다면 그것은 인생에서 그다지 중요하지 않거나 필요 없는 일일 겁니다. 떨어지는 시력을 잘 관리하는 것도 중요하지만 나이가 들면서 좁아지는 소견과 시야를 넓히는 것이 더 중요하다는 것을 잊지 말아야 합니다.

시력 저하 치료에 도움이 되는 처방

【 주경원 】

이 처방은 나이가 들면서 간장과 신장의 기운이 허해지면 유발되는 시력 저하에 씁니다. 술에 버무려 9번 찌고 말린 토사자 200그램, 볶은 차전자 120그램, 숙지황 120그램, 구기자 40그램를 가루 내어 꿀을 넣고 오동나무 씨앗만 하게 환을 빚어 하루에 50~70환씩 꾸준히 복용하면 도움이 됩니다.

암

어느 밤, 지인과 함께 한강 변을 따라 달리다가 한 대형 병원 옆을 지날 때였습니다. '불야성'이란 단어가 떠오를 정도로 환하게 창을 밝히고 있는 그 병원의 모습을 보면서 "대형 병원의 병실 얻기가 어렵다는 말이 사실인가보네요." 하고 말하자, 지인은 "저 밝게 빛나는 건물이 바로 암병동이라고 하더군. 암 환자들로 가득 찬 곳이 저리 빛나고 있는 모습을 보고 있으면 참 많은 생각을 하게 되네." 하셨습니다. 그 말을 듣는 순간 이미 꽤 멀어져 이제는 작은 불빛이 되어버린 병원의 모습이 마치 바람에 흔들리는 위태로운 촛불 같아 보였습니다.

고령자에게 발생하는 암 중 그 비율이 높은 것은 대장암, 폐암, 위암, 전립선암, 간암, 갑상샘암입니다. 인간이 살아가면서 겪게 되는 수많은 질병 중에서 암은 그 정점에 있다 해도 과언이 아닙니다. 아마도 자신이 암에 걸렸다는 사실을 알게 되면 아무리 강심장을 가진 사람이라도 죽음이란 단어를 떠올리며 절망할 것입니다. 어떤 책에서는 암 선고를 받는 순간 인간은 자신이 가진 생명력의 절반을 소진한다고도 하더군요. 암의 발생과 치유에 대해서 여러 이론이 있지만 실제 이 암이란 병은 현대인에게 고통과 죽음의 상징 같은 존재입니다. 그렇다고 해서 이 사신의 칼날이 운 좋게 자기만 비켜가기를 바라며 공포에 휩싸여 살 필요는 없습니다. 그 정체를 아는 것만으로도 사라지는 두려움이 많은 것처럼 암과 자신의 몸을 잘 이해하는 것은 필요 이상의 공포로부터 우리를 구해줄 수 있습니다. 물론 안다고 해서 크게 변하는 것은 없을지도 모릅니다. 하지만 병의 발생을 예방하거나 늦추는 데는 많은 도움이 될 것이고, 병에 걸려 자신의 생명에 대한 선택을 해야 할 그 순간에도 작은 도움이 될 것입니다.

    암이란 무엇일까요? 암은 현재 알려진 것만 해도 200가지가 넘는 변종이 있다고 합니다. 말하자면 암이란 한 단어는 200종류가 넘는 서로 다른 병을 포함하고 있다고도 할 수 있습니다. 개인적으로 암은 통제 불능(혹은 통제 거부) 상태에 빠진 세포들의 집단이라고 생각합니다. 몸의 정상 세포는 그 역할에 따라 차이는 있어도 일정한 속도로 성장하고 분열하고 때가 되면 사멸합니다. 마치 지휘자의 지휘에 따라 정해진 악보를 따라가며 멋진 음악을 연주해내는 오케스트라처럼 말이죠. 그런데 어떠한 요인에 의해 자신의 본분을 망각한 일부 세포가 끊임없는 분열을 시작합니다. 평소라면 악보(유전자)를 무시하고 제멋대로 연주하는 이 단원을 지휘자(면역계)가 멈출 수 있겠지만, 지휘자의 권위(면역력)가 더 이상은 통하지 않는 상황이 되면 정상적인 음악(건강)을 연주할 수 없게 되는 것이지요.

그럼 무엇이 몸의 성실한 세포를 비딱하고 막가는 세포로 만드는 것일까요? 일반적으로 암을 유발하는 요인으로는 잘못된 식습관, 흡연과 음주, 운동 부족, 비만, 노화, 유전, 공기와 물의 오염, 환경에서 노출되는 화학물질, 바이러스 감염 그리고 스트레스 등을 꼽습니다. 한의학에서는 암은 어떤 덩어리란 개념으로 적(積), 취(聚), 징가(癥瘕)라고도 표현합니다. 발생 원인은 잘못된 섭생과 감정의 부조화로 인해 기의 흐름이 막히고 이것이 지속되면서 체액의 순환이 정체되고 쌓여 어떠한 유형의 덩어리가 생긴다고 봐왔고, 치료하기 어려운 병으로 여겼습니다. 병의 외형적 형태와 그 환자의 생활을 통해 병의 원인을 분석한 것인데, 과거에는 요즘과 같은 환경오염은 덜했지만 사람의 삶은 크게 다르지 않았음을 짐작하게 합니다.

전보다 오래 살고(세포도 그 생명사를 오래 반복하다보면 오류가 날 확률이 늘어나지요), 생활환경의 오염은 갈수록 심해지고(산업혁명 이후로 과거에는 없었던 화학물질이 폭발적으로 증가했다고 합니다. 우리의 진화 시스템은 아직 여기에 준비가 되지 않았고요. 게다가 후쿠시마 원전 사태와 같은 재앙은 지구라는 별을 점점 생명이 살기 어려운 환경으로 만들고 있습니다.), 먹거리의 양과 질은 떨어지고, 다람쥐 쳇바퀴 도는 듯한 삶의 스트레스는 술과 담배를 강요합니다. 이러다보니 면역력은 점차 떨어져 바이러스에 감염되거나 다른 질병에 걸릴 확률은 점차 늘어납니다. 그런데 가만 살펴보면 이런 요인들은 암에만 국한된 것이 아니라 요즘 이야기되는 거의 모든 질병의 원인과도 같다는 것을 알 수 있습니다. 이런 요인들에 강력하게 노출되거나 오랜 기간 반복적으로 노출되어 정상 세포가 암세포로 변화하는 것이 반복되고 이것을 몸의 면역계가 효과적으로 처리할 수 없을 때 암은 발생합니다. 여기에 암이 유발되기 쉬운 유전자를 가지고 있다면 더 적은 세포 변이로도 암으로 진행할 확률이 높아집니다. 이러한 추세라면 현재도 그렇고 앞으로도 암 환자의 수는 점점 더 늘어날 것 같습니다.

암을 치료하는 방법은 크게 2가지입니다. 첫번째는 어떻게든 암세포를 없애는 것입니다. 그 수단이 수술, 방사선, 항암제로 다를 뿐 기본적인 원칙인 현재 존재하는 암세포를 제거한다는 의미에서는 같은 방법입니다. 두번째는 면역계를 건강하게 해서 몸 스스로 암세포를 제거할 수 있도록 돕는 방식입니다. 약초, 식이, 명상이나 기공과 같은 심신 요법, 흔히 말하는 대체 요법의 방식이 여기에 속합니다. 그럼 어떤 방법이 좀더 나을까요? 솔직히 무엇이 더 낫다고 규정할 수는 없습니다. 암을 제거하는 방식이 많은 임상 사례를 통해 발전해온 것은 사실이지만 아직도 암의 유일한 치료법이라고 하기에는 부족한 부분이 있고, 후자의 방식 또한 아직 보완되어야 할 부분이 많기 때문입니다. 적정한 치료법은 그 중간 영역 어디엔가 위치할 것이라고 생각합니다.

최근 진화생물학에서는 암의 발생에 대해서 다음과 같이 설명하기도 합니다. 몸은 수많은 세포로 구성되어 있고 몸속에는 그 세포보다도 많은 미생물이 존재합니다. 또한 하나의 세포 안에도 진화의 과정에서 같은 세포 속에서 살게 된 여러 세포 내 소기관이 존재합니다. 몸은 세포 내 소기관과 세포 그리고 미생물이 서로 균형을 이루고 공생하고 있는 하나의 생태계(우주)와 같습니다. 이렇게 간단하게 이야기하지만 이 생태계는 수백 조에 이르는 개체들이 존재하며 쉼 없이 서로 영향을 주고받으면서 한 사람의 생명을 유지하고 있습니다. 그리고 이 한 사람은 수많은 변수를 가진 외부 환경 속에서 생존하고 있고요. 이러한 아슬아슬한 공생 관계를 유지하는 것은 그렇게 하는 것이 개체의 생존에 유리하기 때문입니다. 마치 우리가 법을 준수하는 것이 스스로의 안전에도 도움이 되고 이를 지키지 않으면 여러 제약을 당하는 것처럼 말입니다.

그런데 몸 내부의 상황이 도저히 공생을 유지할 수 없게 되거나 세포 변이를 제지하지 않는다면(면역계의 불능) 어떻게 될까요? 그 세포들은 공생의 약속을 저버리고 생존 본능만이 남아 자신이 속한 생태계(인체)가 파괴됨에도 불구하고 끊임없이 분열을 반복할지도 모릅니다. 암은 이것의 결과로 생기게 되는 것은 아닐까 하는 것이지요. 앞서 이야기한 암의 유발 요인들은 이러한 폭주를 부추기고 상대적으로 이를 제어할 몸의 기능을 무력화한다고 생각합니다. 따라서 생겨난 결과를 처리하는 것도 중요하지만 드러난 결과의 뿌리가 되는 몸의 상태를 조정하는 것이 더 중요하다고 봅니다.

암은 분명 몸과 마음에 심각한 문제가 있다는 신호이고 힘든 병입니다. 하지만 어렵고 복잡한 문제일수록 그 해결은 특별한 것이 아니라 자기 손이 닿는 기본적인 생활에서 시작해야 한다고 생각합니다. 몸 안의 모든 세포와 미생물이 평화롭게 공생할 수 있는 환경을 만들어주는 것, 그리고 그것은 몸과 마음이 무엇을 먹고 무엇을 하고 있는가를 점검하는 것부터 시작해야 합니다. 그와 함께 자신이 살고 자신의 아이들이 살아갈 이 세상에 대한 건강한 관심도 놓치지 말아야 할 것입니다.

암을 이해하고 예방하기 위한 책 처방

- 린 마굴리스 외 지음,《마이크로 코스모스》, 홍욱희 옮김, 김영사, 2011년.
- 닉 레인 지음,《미토콘드리아》, 김정은 옮김, 뿌리와이파리, 2009년.
- 싯다르타 무케르지 지음,《암: 만병의 황제의 역사》, 이한음 옮김, 까치글방, 2011년.
- 차가원 지음,《말기 암 완치 실전 지침서》, 차가원출판사, 2011년.
- 홍영선 외 지음,《암환자 이렇게 먹어라》, 북하우스엔, 2011년.

심신 처방의 예

얼마 전부터 가끔 내원하시는 암 환자들에게 권해드린 방법은 활쏘기, 태극권, 심리 상담 그리고 암 환자가 아닌 것처럼 생활하시라는 것이었습니다. 가벼운 병은 그 영역만 다스리면 별 무리 없이 회복되지만, 암과 같은 중병은 모든 부분을 함께 다스려야 긍정적인 결과를 기대할 수 있습니다. 우리 몸 스스로가 병을 치유할 수 있도록 좋은 바탕을 만들어주는 것이지요. 활쏘기는 활에 화살을 재고 집중하는 과정을 통해 정신이 맑아지고, 시위를 떠난 화살이 날아가는 모습을 보면 가슴이 탁 트이고 울체된 것들이 풀려나갑니다. 이 일련의 과정이 몸을 건강하게 하는 것은 물론입니다. 태극권 수련을 집중해서 하면 막힌 경락의 흐름이 좋아지고 기의 흐름이 원활해지면서 마음은 맑아지고 파도처럼 요동치는 감정은 잠잠해집니다. 끝으로 심리 상담은 병에 걸린 자신과 자신의 인생을 어떻게 볼 것인가 하는 문제에 조언을 줄 것입니다. 가능하면 인생의 경험이 많은 정신과 의사에게 상담을 받길 권합니다. 질병뿐만 아니라 사람과 삶을 다루어야 하기 때문입니다. 상담이 병을 고치지는 못해도 삶을 치유하는 데 도움이 될 것입니다. 끝으로 병은 삶의 일부일 뿐입니다. 일상이 병을 중심으로 돌아가게 해서는 안 됩니다. 물론 쉽지 않을 일이지만 생각이 변하면 감정과 기의 흐름이 변하고 몸이 변화해 치유의 가능성이 조금 더 열릴 것입니다.

오십견

어느 날 아침 일어났는데 어제까지만 해도 멀쩡했던 어깨가 아프고 팔이 올라가지 않는다면 꽤 당황스러울 것입니다. 실제 진료실을 찾아와 자고 일어났는데 팔이 올라가지 않는다면서 영문을 모르겠다는 경우도 종종 있습니다. 대개는 목과 어깨 주변의 근육이 일시적으로 뭉쳐서 생긴 현상이지만, 흔히 오십견이라고 부르는 증상일 때도 있습니다.

오십견이라 불리는 증상은 어깨의 통증(가만있어도 아프다고 합니다.)과 운동 장애, 밤에 더 심해지는 통증을 그 특징으로 합니다. 특히 팔을 일정 각도 이상으로 올리면 통증이 심해지며 특정 방향이 아니라 앞과 옆 그리고 뒤로 돌리는 것이 모두 어렵습니다. 비슷한 증상을 가진 회전근개(어깨를 돌릴 때 관여하는 근육들) 파열이 주로 손상된 특정 근육과 인대가 관여하는 방향으로 운동 장애가 나타나는 것과 구분되는 점입니다. 그 증상이 50세 무렵에 많이 발생한다고 해서 오십견이라고 불리지만 실제로는 더 젊은 연령층에서도 나타나며 요즘에는 60세 이상 연령층에서도 자주 발생합니다.

오십견 증상은 어깨관절을 이루고 있는 인대과 건(근육을 뼈에 부착시키는 역할을 합니다.) 그리고 활막(관절 주머니의 속을 싸고 있는 막)과 활액낭(관절 위 근육 또는 뼈 사이에 있으면서 윤활 작용을 하는 활액이 차 있는 주머니)과 같은 연부조직의 퇴행성 변화나 손상으로 발생합니다. 지속적으로 팔을 많이 쓰는 일이나 운동을 한 사람에게서 더 잘 발생한다지만, 대부분은 특별한 원인이 없이 노화에 따른 퇴행성 변화로 발생합니다. 물론 영양 섭취, 운동, 흡연과 음주 같은 생활 요인이 관절의 건강 상태에 영향을 끼칩니다.

증상이 발생하면 초기에는 그 통증이 심하므로 안정과 차가운 팩 등을 통해 진정시켜야 하지만, 그 이후에는 따뜻한 팩과 운동을 통해 순환을 촉진시키고 어깨관절의 운동성이 저하되지 않도록 해야 합니다. 보통의 경우 수개월에서 길면 1년 정도에 걸쳐 자연적으로 통증과 어깨의 운동성이 서서히 회복되지만, 때로는 통증이 만성적으로 지속되기도 하고 아파서 안 움직이다보니 가동 범위가 줄어드는 경우도 발생하므로 적절한 치료와 생활 관리가 필요합니다.

물을 충분히 마시고 신선한 과일과 채소 그리고 통곡식의 섭취를 늘리는 것이 좋습니다. 김이나 다시마, 미역과 같은 해조류는 혈액을 맑게 하고 뭉친 것을 풀어주는 효과가 있으므로 도움이 됩니다. 대신 카페인과 설탕의 섭취는 줄이고 담배는 끊는 것이 좋습니다. 운동은 통증의 정도에 따라 그 강도를 조절하고 한꺼번에 많이 하기보다 꾸준히 해야 하며, 힘을 쓰는 운동보다는 천천히 크고 부드럽게 관절을 움직이는 운동이 낫습니다. 어깨관절과 상응이 되는 고관절과 골반을 풀어주거나 전체적인 순환을 돕는 걷기 운동도 도움이 됩니다. 태극권과 같은 기공 수련은 몸을 부드럽게 하고 기혈의 순환을 촉진하므로 효과적입니다.

한의학에서는 근육과 인대를 간에 배속시켜봅니다. 어깨가 아프고 뻣뻣하고 잘 움직이지 않는다는 것은 그 부분만의 문제일 수도 있지만, 간의 기운이 소통되지 않고 혈이 부족한 것이 원인일 수 있다고도 판단하는 것이지요. 마치 나뭇가지가 봄 여름 물이 오를 때는 연하지만 가을 겨울이 되어 물이 마르면 뻣뻣해지는 것처럼 말입니다. 그래서 오십견을 치료할 때도 초기 통증이 심한 단계일 때는 어혈을 제거하고 뭉친 것을 풀고 통증을 줄이는 것을 목표로 하고, 이후에는 기혈을 보하고 그 순환을 촉진하는 방식으로 다스리면서 내부의 불균형을 함께 조정합니다. 또한 증상의 양상과 몸의 상태에 따른 침과 뜸 그리고 부항 요법을 통해 그 회복을 돕습니다.

오십견 증상이 발생하면 '아, 나도 늙었구나.' 하기보다는 '이제는 몸을 부드럽게 쓰고 마음을 유연하게 가져야 할 때가 되었구나.' 하고 생각하는 것이 좋습니다. 이번 기회에 자신도 모르는 사이 몸과 마음에 지나치게 뻣뻣해진 부분이 생기진 않았는지 한 번쯤 점검해보는 것은 어떨까요?

오십견 치료에 도움이 되는 약차

【 강황당귀현호색차 】

통증이 심한 초기 단계에 뭉친 것을 풀고 통증을 완화시키는 데 도움이 됩니다. 강황 8그램, 당귀 4그램, 현호색 2그램을 넣어 차로 마십니다.

【 당귀작약계지차 】

급성기가 지나고 회복 단계일 때 기혈의 순환을 돕고 근육에 영양을 공급하는 데 도움이 됩니다. 당귀, 작약, 계지를 각 4그램씩 넣어 차로 마십니다.

요추관 협착증

허리가 아픈 원인은 다양합니다. 과로와 스트레스 그리고 몸을 쓰는 습관과 자세의 영향으로 단순히 허리와 등 근육이 뭉치거나 피로가 누적되어온 경우도 있고, 척추관절에까지 문제가 있는 경우도 있습니다. 척추관절의 문제도 젊은 연령층에서는 척추만곡의 이상이나 우리가 흔히 '허리 디스크'라고 말하는 요추 추간판 탈출증이 많은 반면 노년층에서는 요추관 협착증(그냥 협착증이라고도 많이 이야기합니다.)이라고 진단을 받는 경우가 많습니다.

    요추관 협착증은 말 그대로 요추 사이가 좁아지면서 여기서 나오는 신경의 통로가 좁아지는 현상을 말합니다. 이렇게 되면 허리가 아프기도 하지만, 허리는 괜찮은데 다리가 불편한 경우도 많습니다. 주로 다리가 땅기거나 저리면서 아픈데, 어떤 환자는 다리가 터질 것 같은 느낌이 들거나 힘이 빠지고 무겁다고도 합니다. 요추관 협착증을 가진 환자의 특징 중 하나가 걷다보면 자신도 모르게 다리에 힘이 빠져서 한참 앉아서 쉬었다 가야 하는 것인데, 이러한 증상 모두 허리에서 신경이 눌리기 때문에 발생합니다.

　요추관 협착증의 주된 원인은 다른 관절과 마찬가지로 척추도 나이가 들면서 늙기 때문입니다. 나이가 들수록 추간판(허리 디스크)의 수분은 빠져나가 그 부피가 줄어들고 탄력은 떨어집니다. 척추뼈 자체도 약화되고 변형이 발생하지요. 여기에 척추를 지지하고 있는 근육과 인대의 힘과 탄력마저 줄어들게 되어 척추 사이의 공간이 좁아지게 됩니다. 나이가 들면 키가 줄어드는 것도 이러한 이유 때문이지요. 젊어서 허리에 무리가 가는 일을 많이 했다든가, 허리에 충격을 주는 운동을 과도하게 한 경우, 허리를 크게 다친 적이 있거나 수술을 한 경우, 그리고 선천적으로 척추 사이가 좁은 경우에는 협착증이 발생할 확률이 높습니다. 그런데 진료하면서 느끼는 재미있는 점은 이와 같은 구조적인 변화가 꼭 환자의 증상과 일치하지는 않는다는 사실입니다. 척추의 상태가 비슷해도 어떤 사람은 별 불편함 없이 사는가 하면 어떤 사람에게는 일상생활에 상당한 영향을 줄 정도의 증상이 발생하기도 합니다. 엄격하게 따져들어가면 그 차이를 발견할 수도 있겠지만 몸에 발생하는 증상이 진단 결과와 100% 일치하지 않는 것은 분명한 사실 같습니다.

　요추관 협착증 진단을 받았다고 해서 크게 낙담할 필요는 없습니다. 신경 증상이 심각해서 다리가 마비된다든지 대소변 장애가 있는 경우가 아니라면(이런 경우에도 잠시 지켜보는 것이 좋다고 생각합니다.)

수술을 선택하기보다는 증상을 완화해주는 치료와 허리를 건강하게 해주는 생활 습관을 통해서 허리를 잘 관리하는 것이 좋습니다. 일반적인 생활 습관이나 영양의 섭취는 다른 퇴행성 관절 질환에 준해서 하면 됩니다('퇴행성 관절염' 참고). 만약 골다공증이 있다면 이를 개선하기 위한 노력도 필요합니다('골다공증' 참고). 여기에 허리 관절의 특성상 평소 바른 자세를 취하는 것이 좋습니다. 한 자세로 오래 있다든지 허리에 강한 하중을 줄 수 있는 운동이나 물건을 드는 것과 같은 행동은 삼가는 것이 좋고요. 또한 허리의 근력을 향상시켜주는 운동과 스트레칭을 통해서 힘과 유연성을 함께 키워주는 것이 좋습니다. 물론 운동의 강도는 자신에게 무리가 없어야겠지요.

한의학에서는 허리와 뼈의 퇴행성 변화는 근본적으로 노화에 따른 신장의 기운의 저하가 그 바탕에 있다고 봅니다. 그래서 협착증에 침을 놓고 약을 쓸 때도 늘 신장의 기운을 보강하는 것을 기본으로 생각합니다. 여기에 환자의 생활 습관 변화를 통해 균형이 깨진 부분을 회복시키고, 하지의 증상을 개선하는 데 초점을 두고 치료합니다. 부족한 부분을 보충해주고 소통이 안 되는 부분은 해당 경락의 흐름을 원활하게 함으로써 증상을 완화시킵니다.

여타의 퇴행성 관절 질환과 마찬가지로 협착증 또한 나이가 들어가면서 조금씩 더 진행됩니다. 따라서 치료를 통해 일정 정도 회복이 되었다고 해서 그 상태가 계속 유지되지 않는다는 것을 유념하고 생활 습관 개선을 통해 관절을 건강하게 관리해주어야 합니다.

허리는 모든 동작과 힘을 쓰는 데 있어 중심이 되고 버팀목 역할을 합니다. 그 허리에 퇴행성 변화가 빨리 찾아왔다면 그동안 살아온 인생의 무게가 조금은 버거웠기 때문일지도 모릅니다. 만약 그렇다면 지금이라도 어깨와 허리를 누르고 있는 삶의 배낭을 가볍게 할 필요가 있습니다. 미련 때문에 혹시나 해서 짊어지고 살았던 것들을 내려놓고, 그 무게를 버티느라 썼던 몸과 마음의 기운을 자신을 위해서 쓴다면 허리 펴기가 조금은 수월해질 것입니다.

주의 사항

항상 바른 자세를 유지하도록 하고 갑자기 허리를 비틀거나 구부리는 동작은 삼가는 것이 좋습니다. 신발 굽이 너무 높거나 딱딱한 것은 피하고 무거운 물건을 들거나 옮길 때에는 허리에 무리가 가지 않도록 다리를 굽히고 신체와 가깝게 하여 들도록 합니다. 술이나 담배, 스트레스를 가급적 줄이는 것이 좋으며, 평소에 허리 근육 강화 운동 및 스트레칭을 꾸준히 시행하여 튼튼한 동시에 유연한 허리를 만들도록 노력하는 것이 가장 중요합니다.

우울증

최근 발표된 〈감정에 따른 신체의 활성화 영역에 관한 연구 결과〉를 읽어보았는데 꽤 흥미롭습니다. 우리가 느끼는 감정 상태에 따라 몸이 반응하기 때문에 행복감이나 사랑을 느낄 때는 순환이 활발해지고 몸의 거의 모든 영역이 활성화되는 반면 슬픔이나 냉소적인 감정 그리고 우울감은 순환을 떨어뜨리고 이에 따라 신체도 그 기능이 저하됩니다. 흔히 열 받는다고 표현하는 분노는 역시나 머리와 상부에 과부하를 가져오고요. 이러한 결과에서 확인할 수 있는 것처럼 만약 특정한 감정에 오랫동안 사로잡혀 있다면 실제로 몸의 변화를 가져와 건강에 영향을 줄 것은 자명합니다. 사랑에 빠진 사람과 인생에 절망하고 있는 사람은 그 몸 또한 느끼는 감정대로 변화하는 것이지요.

언제부터인가 유명인의 자살 소식이 전해질 때면 오랫동안 우울증을 앓고 있었다는 이야기가 함께 전해지곤 합니다. 살아가면서 언제나 즐거운 일만 생길 수는 없습니다. 맑은 날도 있고 흐린 날도 있고 때론 폭풍우가 치기도 하는 것처럼, 인생이란 항해는 수많은 일과 그 속에서 겪는 감정 그리고 기억으로 채워집니다. 슬픔과 걱정에 날을 세우고 우울감에 무기력해지는 것은 잘못된 것이 아니라 그냥 살면서 일어나는 당연한 일이라는 것이지요. 그래서 우울증을 마음의 감기라고 표현하기도 합니다. 몸의 면역력이 떨어지면 감기에 걸려 열이 펄펄 끓고 몸살로 끙끙 앓는 것처럼, 마음의 면역력이 떨어지면 우울한 감정에게 마음의 주도권을 내어주는 것이지요.

때로는 마치 늪에 빠진 듯 오랜 기간 우울함에서 빠져나오지 못하거나 그 정도가 심해서 일상생활이 어려워지기도 합니다. 마치 만성 감기에 걸리거나 독감으로 생명이 위태로운 지경에 빠지는 것처럼 말이죠. 이럴 때는 주위에 도움을 요청하고 병원을 찾아가 적절한 치료를 받아야 합니다. 특히 노년의 우울증은 자칫 치매로 이어질 수 있기 때문에 관심이 필요합니다. 하지만 일반적인 우울감은 충분히 앓고 나면 감기가 떨어지는 것처럼 시간이 지나면 감정의 균형을 회복합니다.

우울증의 원인은 명확하지 않습니다. 그도 그럴 것이 어떤 사람의 마음이 약해지고 슬픔에 잠기는 이유는 너무나 다양하기 때문입니다. 일반적으로는 과도한 긴장과 스트레스, 감당하기 어려운 충격적인 사건, 영양의 부족과 불균형, 저혈당, 알레르기, 그리고 신체의 질병 등이 영향을 준다고 알려졌습니다. 인생이란 배낭이 마음의 근육이 감당하기 어려울 정도로 무거워졌을 때 누구나 우울해질 수 있다는 이

치료편

우울증

야기지요.

한의학에서는 감정에 따라 기의 흐름이 바뀌고 이것이 신체에 영향을 준다고 보는데, 앞서 이야기한 〈감정에 따른 신체의 활성화 영역에 관한 연구 결과〉와 비슷합니다. 그중 우울증과 관련되어서는 "슬퍼하면 기운이 아래로 가라앉는다. 걱정이 풀리지 않으면 뜻을 상하고 기가 폐색되어 통하지 않는다. 심장이 허하면 잘 슬퍼하고, 마음이 슬퍼지면 걱정을 많이 하고 기가 소모된다." 하고 이야기합니다. 걱정과 슬픔은 기운의 소통을 막고 시간이 지날수록 몸과 마음의 힘을 갉아먹는다고 본 것이지요. 그래서 환자를 치료할 때는 상담과 함께 침과 뜸 그리고 약을 통해 기운의 소통을 돕고 심장과 폐를 편하게 하고, 그 기운을 길러주는 방법으로 감정의 부조화로 인한 기의 흐름을 바로잡고 몸을 회복시킵니다.

우울증은 치료도 중요하지만 일상생활을 어떻게 하는가가 더 중요합니다. 식사할 때는 고루 영양을 섭취하되 밀을 제외한 통곡물, 과일, 채소, 견과류 그리고 물을 충분히 섭취하면 좋습니다. 대신 기름에 튀기고 볶은 음식, 설탕, 술과 카페인은 삼가야 합니다. 규칙적인 운동은 심폐 기능을 길러주고 스트레스를 푸는 데 효과가 있습니다. 운동할 때도 가능하면 실내보다는 탁 트인 공간에서 햇볕과 바람을 쬐면서 몸을 움직이는 것이 좋습니다. 무엇보다 자주 웃어야 합니다. 웃음은 기의 소통을 돕고 온몸의 기능을 활성화시킵니다. 혼자 있으면서 걱정과 슬픔에 침잠하기보다는 만나서 즐거운 사람, 사랑하는 사람을 자주 만나 긍정의 에너지를 충전해야 합니다. 코미디 영화나 방송을 찾아보는 것도 하나의 방법이겠지요. '슬픔의 근본적인 원인이 해결되지 않았는데 그렇게 한다고 뭐가 변하겠어?' 하고 생각할지도 모릅니다. 하지만 분명 변화합니다. 인생의 근본적인 슬픔은 어떻게 해도 변화하지 않지만 스스로 그 슬픔을 짊어지고 살아갈 힘을 키울 수는 있습니다. 웃음과 유머 그리고 긍정의 기운은 마음의 근육을 단련하는 최고의 약입니다.

꽤 오래된 애니메이션 중에 〈보노보노〉란 작품이 있습니다. 숲 속 동물들이 등장하는 이 작품은 아이들을 위해 만들어졌지만, 무심한 듯 던지는 대사들은 마치 연못에 떨어진 돌멩이처럼 마음에 잔잔한 파문을 일으키곤 했지요. 그중 한 에피소드는 아직도 기억이 납니다.

어느 날 어린 해달 보노보노에게 한 가지 의문이 떠오릅니다. '왜 행복한 기억은 계속되지 않는 걸까? 그 기억이 사라지지 않는다면 언제나 즐거울 텐데.' 고민을 계속해도 해답을 얻을 수 없었던 보노보노는 숲 속의 지혜로운 여우에게 가서 묻습니다. 그러자 여우는 호수 너머로 지는 해를 같이 바라보며 이렇게 말합니다. "보노보노야, 하늘에 해가 지는 것처럼 모든 기억은 어느 때가 되면 사라진단다. 만약 그렇지 않다면 슬픈 일을 겪은 기억도 계속될 것이고, 그럼 우리는 언제까지나 슬픔 속에서 살아야 할 거야."

삶의 총량을 재보면 그 기쁨과 슬픔의 양이 거의 같다고 합니다. 즉 삶의 어느 부분에 초점을 맞추고 사는가에 따라 인생의 빛깔이 달라질 것입니다. 우울함을 극복해야 할 대상이 아닌 삶의 당연한 일부로 받아들이고, 이 감정에 담긴 의미를 발견할 수 있다면 인생은 조금 더 깊어지고 유쾌해질 수 있습니다.

우울증 치료에 도움이 되는 수련법

태극권과 같은 기공 수련은 기의 순환을 원활하게 해주고 내면의 이해를 도와 우울감을 조절하는 데 도움이 됩니다.

우울증 치료에 도움이 되는 책 처방

- 정상명 지음, 《꽃짐》, 이루, 2009년.
- 안셀름 그륀 지음, 《삶의 기술》, 이온화 옮김, 분도출판사, 2006년.

이명

질병 중에는 누가 봐도 아픈 것 같고 움직이고 먹고 마시는 것과 같은 기본적인 일을 하는 데 불편한 경우가 있는가 하면, 정작 자신은 너무나 힘든데 겉으로 보기에는 멀쩡해서 남들은 이해하지 못하는 경우도 있습니다. 이명도 그런 증상의 하나로, 귀에서 소리가 나서 신경은 곤두서고, 잠도 잘 못 자고, 일도 집중해서 하기 어려워 삶의 질 자체가 떨어지는데도 식구들조차 알아주지 않는 경우가 많습니다. 이렇게 되면 안팎으로 괴로운 상태가 되는 것이지요.

이명으로 한의원에 내원하는 환자 대부분이 이비인후과에서 검사를 받았는데도 별 이상이 없다고 하고 치료를 해도 좀처럼 좋아지지 않는다고 호소합니다. 젊은 사람들은 대부분 일시적인 과로나 스트레스로 인해 발생하기 때문에 충분한 휴식과 영양 섭취만으로도 좋아지며 치료를 하면 그 회복도 빠른 편입니다. 하지만 고령자는 같은 원인에 의해 발생했다더라도 노화에 따른 신체기관의 기능 저하가 맞물려 그 회복이 더디고 치료에 많은 시간이 필요합니다. 이 점을 무시하고 한곳에서 조금 치료하다 차도가 없다고 다른 곳으로 가기를 반복하면 치료는 치료대로 잘 안 되고 환자는 환자대로 지치고 예민해집니다. 그러다가 나중에는 치료 자체를 포기하기도 합니다. 하지만 이명은 방치하면 그 자체로의 불편함은 물론 청력의 저하를 가져오기 쉬우므로 증상의 치료만을 위해서가 아니라 청력을 보호하기 위한 예방 차원에서라도 적절한 치료가 필요합니다.

한의학에서는 이명을 크게 장부의 기운이 허해져서 생긴 경우와 병의 원인이 실(實)해서 생긴 경우로 나누어봅니다. 귀는 장부 중 신장에 배속시킵니다. 허해서 생긴 이명은 수면이나 영양 부족, 과로 등으로 심장과 비장의 기운이 약해져 일시적으로 발생하기도 하고(이 경우는 회복도 양호합니다), 이 단계를 벗어나 귀를 관장하는 신장의 기운까지 허해져서 생기기도 합니다. 실해서 생긴 이명은 과도한 스트레스와 심리적인 화, 그리고 기름진 음식 섭취나 과도한 음주 등으로 발생합니다.

자신의 이명증이 어느 쪽에 속하는가는 다음과 같은 방법으로 확인할 수 있습니다. 손으로 귓바퀴를 접어서 귀를 꽉 막았을 때 소리가 줄어든다면 허증에 속할 확률이 높고, 반대로 커진다면 실증에 속할 확률이 높습니다. 하지만 실제 환자들을 보면 순수하게 어느 한 가지 원인으로 발생한 경우보다 여러 원인이 섞여 있는 경우가 많고, 발병된 지 오래이거나 나이가 많은 분들은 장부의 기운 자체가 약해져 있으므로 각각의 상황에 맞게 치료해야 합니다.

이명은 잡음이 들리는 라디오에 비유해볼 수 있습니다. 배터리가 약해져서 잡음이 생기기도 하고 주파수를 잘 맞추지 못하거나 고가도로 아래와 같이 전파의 수신이 방해를 받아도 지직거리는 소리가 들릴 수도 있습니다. 다시 맑은 소리가 들리게 하려면 약해진 배터리는 충전해주고 전파 수신을 방해하는 요소들은 제거해주어야 하는 것처럼, 이명을 다스리려면 약해진 장부의 기운은 북돋아주고, 귀로의 순환을 방해하는 담은 제거하고 화는 내려주어야 합니다. 적절한 치료와 함께 기운을 아래로 내려주고 순환을 촉진해주는 걷기 운동과 복식호흡 그리고 족욕이나 반신욕 등을 하면 도움이 됩니다. 과도한 음주와 흡연, 카페인 섭취는 삼가는 것이 좋고 탁하고 기름진 음식 대신 담백한 음식을 먹는 것이 좋습니다.

공자는 나이 60이 되면 귀가 순해진다고[耳順] 했습니다. 다른 사람의 말이 더 이상 거슬리게 들리지 않고 그 말에 담긴 의미를 잘 이해할 수 있다는 뜻으로 해석됩니다. 나이 60 정도가 되면 자기주장을 하기보다는 다른 사람의 소리에 귀를 기울이고 그것을 잘 이해하려고 노력하라는 뜻은 아닐까 하는 생각도 듭니다. 귀에서 소리가 나고 밖의 소리가 잘 들리지 않는다는 것은 어쩌면 내 주장만을 고집하고 다른 사람의 소리에 귀를 기울이기 싫어했던 삶의 반영일지도 모릅니다.

이명이 생겼다면 하루쯤 모든 것을 멈추고 눈을 감고 숨을 깊이 그리고 천천히 들이쉬고 내쉬는 시간을 가져보면 어떨까요? 치유는 물론이고 귀를 어지럽히는 온갖 잡음들이 조금은 가라앉을 수도 있습니다.

이명 치료에 도움이 되는 도인법

검지와 중지 사이에 귀를 끼우고 귀의 앞부분과 뒷부분을 따뜻한 느낌이 날 정도로 고루 문질러주면 순환이 촉진됩니다. 또한 발바닥의 용천혈(두번째와 세번째 발가락 사이와 발뒤꿈치 중간 끝을 이은 가상선에서 앞쪽에서부터 1/3이 되는 자리에 있는 경혈)을 지압해주면 신장의 기운이 활성화되고 기운을 아래로 내려주는 데 도움이 됩니다.

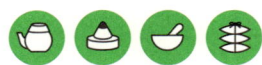

전립선 비대증

저녁에 소변을 보러 일어난다든지 소변이 시원하게 나오지 않고 남아 있는 듯해 불편함을 느끼는 이 증상은 50대에는 드물게 나타나지만 60대 이후로는 많은 남성이 겪는 증상입니다. 실제 이 중 상당수가 전립선 비대와 관련한 약을 복용합니다. 또 약을 복용하다가 몇 년이 지나도 별 효과가 없거나 처음에는 좀 나아지는 듯 하다가 결국 비슷해서 약을 중단한 경우도 있습니다. 생명에 문제가 있거나 큰 통증을 발생시키는 것은 아니지만 중년 이후 남성에게 전립선 문제는 삶의 질이란 관점에서 가볍지 않은 문제입니다.

도넛 모양을 가진 전립선은 방광 아래 위치하면서 소변이 지나는 길인 요도를 둘러싸고 있습니다. 그래서 여기에 염증이 생기거나 비대해지면 소변의 배출에 문제가 생기게 되는 것이지요. 가벼운 경우에는 회음부(생식기와 항문 중간 부위)에 뻐근한 듯한 불쾌감을 느끼거나 소변이 시원하게 나오지 않고 밤에 소변을 보러 깨는 경우가 발생합니다. 그러다가 심해지면 소변이 마려워서 화장실에 갔는데도 바로 나오지 않고 힘을 주어야 나오며 소변을 보고 나서도 다 나오지 않은 듯한 잔뇨감을 느끼게 됩니다. 여기서 증상이 만성화되면 자신도 모르게 소변이 조금씩 나오는 요실금 증상까지도 나타납니다.

전립선 비대증은 나이가 들면서 발생하는 호르몬 변화에 많은 영향을 받습니다. 또한 과도한 음주와 흡연, 카페인의 섭취, 장시간 앉아 있는 생활 습관, 운동 부족, 과로 그리고 과도한 성생활이 영향을 줍니다. 그래서 무엇보다 물을 충분히 마시고 많이 걸을 것을 권합니다. 걷는 운동은 전립선 주위로의 혈액순환을 촉진시키는데, 이때 엄지발가락에 가볍게 힘을 주어 다리 내측을 단련시켜주면 더욱 효과적입니다. 통곡식과 견과류, 신선한 과일과 채소를 많이 먹고 복분자나 산딸기와 같은 베리류를 먹는 것도 좋습니다. 특히 굴이나 호박씨는 전립선을 건강하게 하는 아연이 풍부하게 함유되어 있으므로 즐겨 먹으면 도움이 됩니다. 과도하지 않은 정기적인 성생활은 전립선의 정체를 막는 효과가 있고, 따뜻한 물로 좌욕하면서 회음부를 가볍게 마사지해주는 것도 순환을 촉진합니다.

한의학에서는 전립선의 문제를 신장에 배속시켜봅니다. 증상의 초기 단계와 만성화되었을 때 다스리는 방법에는 차이가 있지만, 노화에 따른 신장 기능의 약화가 그 근본적인 원인이라고 보기 때문에 치료에서도 환자가 불편을 느끼는 증상을 해소하는 동시에 신장의 기능을 활성화시키고 보강하는 것을 기본으로 삼습니다.

전립선 비대에 따른 생활의 불편함은 어쩌면 노화에 따른 필연적인 결과라고도 볼 수 있습니다. 따라서 단기간 내 치료를 통해서 완치해야겠다는 생각보다는, 균형이 깨진 몸을 바로잡고 증상을 다스리는 좋은 습관을 길러 잘 관리해야겠다고 생각하는 것이 좋습니다. 말초적인 즐거움을 주는 기호식품을 줄이고 좀더 자연에 가까운 식사를 하고 몸을 움직이는 것을 귀찮아하지 않는다면 화장실에 다녀오는 횟수와 시간을 줄일 수 있을 것입니다.

전립선 비대증 치료에 도움이 되는 약차
【 육미지황탕 】

이 약차는 한의학에서 신장의 기운이 허해졌을 때 기본으로 삼는 처방으로, 노화에 따른 신장 기능의 약화를 보강하는 데 도움이 됩니다. 숙지황 8그램, 산약 4그램, 산수유 4그램, 백복령 3그램, 택사 3그램, 목단피 3그램을 넣어 마십니다. 복분자나 파고지 4그램 정도를 더해도 좋습니다.

중풍

중풍(中風)은 말 그대로 해석하면 바람을 맞았다는 뜻입니다. 한의학에서 풍증은 저리고 땅기고 아프고 마비가 오는 모든 증상을 말하는 것으로, 중풍은 그중에서도 뇌졸중과 같이 뇌혈관 문제로 유발되는 증상을 의미한다고 보면 됩니다. 중풍은 증상이 발생했을 때의 빠른 응급처치와 이후 6개월 이내 얼마나 회복하는가가 이후의 삶의 질을 결정하므로 초반에 잘 대처해야 합니다. 여기서는 중풍의 예방과 재발 방지 그리고 후유증의 회복을 중심으로 이야기하겠습니다.

중풍은 어느 날 갑자기 찾아오는 것 같지만 다른 중한 질병처럼 그 이전에 몸에 전조증상이 나타납니다. 의서에서는 엄지와 검지가 뻣뻣하고 마비가 되는 느낌, 팔다리의 힘이 빠지거나 마음대로 움직이지 않고 살이 조금 땅기는 것 그리고 말이 약간 둔해지는 것과 같은 증상을 이야기합니다. 이런 증상은 목이나 뇌에서 내려오는 신경 전달이 원활하지 않다는 것을 의미합니다. 하지만 대부분 증상이 지속적으로 나타나지 않고 경미한 경우가 많아서 그냥 무시하고 지내는 일이 많습니다. 그러다가 차곡차곡 쌓여 더 이상 몸이 감당할 수 없는 순간이 되면 병이 되는 것이지요. 따라서 평소 생활하면서 앞에서 언급한 증상들이 몇 차례 반복적으로 나타난다면 경추나 뇌혈관을 검사해서 별문제가 없는지 확인해보고 적절한 조처하는 것이 좋습니다.

그럼 왜 중풍이 발생하게 되는 것일까요? 외상에 의해서도 발생할 수 있지만, 뇌혈관이 막히거나 터지는 증상은 뇌에 국한되어 생각하기보다는 심혈관계의 연장선상에서 바라보는 것이 좋습니다. 건강한 상태를 유지하기 위해서는 혈관의 상태와 그 안을 채우고 있는 혈액의 조성과 순환 상태가 중요합니다. 탁한 혈액이 높은 압력으로 순환하면 혈관에 상처를 주거나 혈관의 노화가 촉진되기 때문입니다. 또한 수도관에 때가 끼듯이 혈관 내벽에도 혈전(혈관 속 피가 굳어서 된 조그마한 핏덩이)이 생기기 쉽습니다. 여기에 스트레스와 같이 혈관을 수축시키는 요소가 더해지면 혈관은 더 괴로워집니다. 결국 이러한 조건에서 압력을 견디지 못한 혈관이 터지거나 혈액을 타고 흐르던 혈전이 뇌혈관을 막게 되면 중풍이 발생하는 것이지요. 따라서 중풍을 예방하기 위해서는 혈압을 좋은 상태로 유지하고 혈액을 맑게 하는 것이 무엇보다 중요하며, 살면서 받는 스트레스를 피할 수 없다면 자신에게 적절한 방식으로 풀어내야 합니다.

한의학에서는 중풍이 오는 기전을 다음과 같이 설명합니다. 기의 순환이 잘 안 되면 몸 안의 체액이 정체되는데 이 상태가 오래되면 담이 생깁니다. 담이 순환을 막으면 몸은 어떻게든 순환을 시키려고 하므로 순환하려는 힘과 담이 맞서는 과정에서 열이 발생하고 이 열이 풍증을 유발합니다. 기의 순환이 잘 안 되는 중요한 원인으로는 감정적인 부조화와 먹는 음식 그리고 운동 부족을 꼽습니다. 표현의 방식은 달라도 앞서 설명한 뇌졸중의 기전과 같은 이야기이지요.

여하튼 중풍을 예방하고 재발을 방지하기 위해서는 과도한 혈관의 압력은 내리고 혈관을 부드럽고 탄력 있게 관리하면서 혈액을 맑게 유지하는 것이 관건입니다. 몸에 부담을 주지 않을 정도로 온몸을 고루 움직이는 신체 활동과 담백한 음식의 섭취 그리고 스트레스로 인한 긴장을 풀어낼 수 있는 적절한 이완 요법 등이 좋은 방법입니다. 무엇보다 나이 들어가면서 조금씩 삶에서 불필요한 것들을 내려놓고 정말 중요한 것에 집중하는 인생의 관점을 갖는 것이 중요합니다. 중풍으로 고생하는 환자들을 치료하다보면 아직도 너무나 많은 것을 내려놓지 못하는 경우를 자주 보는데, 어쩌면 중풍은 감당하지 못할 너무 많은 것을 몸과 마음에 짊어졌기 때문에 생기는지도 모른다는 생각이 듭니다.

중풍의 증상이 발생한 후 응급기를 지나 언어나 신체 운동에 장애가 생겼을 경우에는 적극적인 재활을 통해 잃어버린 기능을 회복시켜야 합니다. 실제 증상이 중해서 어떤 기능을 관장하는 뇌의 영역이 완전히 손상되었다면 그것을 회복하기는 어렵겠지만 일부가 손상되어 있다면 남은 부분을 활성화시키는 것으로 회복할 수 있습니다. 이 단계에서도 앞서 예방과 재발 방지를 위해 소개한 방법들은 기본적으로 실천해야 합니다. 여기에 치료와 재활 운동 등을 통해 잃어버린 능력을 되찾는 노력을 더하는 것이지요.

이러한 상황에서 추천할 만한 방법으로 '관념운동학'이 있습니다. 간단히 설명하면 재활 운동을 할 때 단순히 습관적으로 몸을 움직이는 것이 아니라, 적극적으로 마음의 힘을 이용하는 운동 방식입니다. 의식을 집중해 좋은 움직임이 일어나는 상황을 적극적으로 상상하면서 동작을 하는 것이지요. 이는 마음의 집중이 기의 순환에 변화를 일으키고 이것이 누적되면 물질적 변화를 가져온다는 한의학의 이론과도 일맥상통합니다. 재활 운동에 이 방식이 도입된다면 더 큰 효과가 있으리라 생각합니다. 물론 이때의 집중은 독한 마음보다는 유연하고 긍정적인 마음이어야 할 것입니다.

중풍이 생기거나 그 기미가 있다는 것은 어쩌면 이제까지 살아온 삶이 바람을 맞거나 맞을 위기에 처했다는 의미가 아닐까 합니다. 작은 기미가 보인다면 미리, 풍을 맞았다면 이후에라도 살아온 삶을 되돌아봐야 합니다. 그래야 다시 건강이 바람 맞는 일이 없을 것입니다.

중풍 치료에 도움이 되는 약차

【 감국천마차 】

간장의 화를 내리는 감국과 담을 없애고 순환을 돕는 천마는 고혈압과 관련한 중풍에 도움이 됩니다. 감국과 천마를 각 4그램씩 넣어 차로 마십니다.

【 죽력생강즙차 】

담을 풀어내고 열을 내리는 죽력과 생강은 혈액이 탁하고 순환이 잘 안 되는 증상의 개선에 도움이 됩니다. 죽력과 생강즙을 티스푼으로 하나씩 넣어 마시면 충분합니다.

중풍 재활에 도움이 되는 책 처방

- 에릭 프랭클린 지음, 《부드러운 목과 자유로운 어깨를 위한 재활》, 박명숙 옮김, 군자출판사, 2006년.
- 호리 아키라 지음, 《뇌경색 후유증을 완전히 극복한 운동요법》, 성동진 옮김, 고려의학, 2008년.

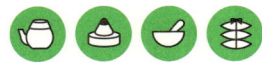

진전

젓가락질할 때 손이 가늘게 떨리거나 때론 가만 있을 때도 손이 떨리고 머리가 흔들거리는 경우가 있습니다. 이런 진전(振顫) 증상은 중년 이후에는 흔히 발생할 수 있는 것으로, 잠시 그러다 마는 가벼운 경우가 많아서 자신이 자각하지 못하고 다른 사람이 이야기해서 알기도 합니다. 증상은 몸통보다는 머리나 혀 그리고 손과 같은 신체 말단에서 발생합니다. 잠깐 그러다 말겠지 하고 지내다가 증상이 여러 달 지속되면 혹시 중풍과 같은 큰 병은 아닐까 걱정을 하게 됩니다. 하지만 이 증상은 떨리고 저리고 아픈 증상을 포함하는 넓은 의미의 풍증의 범주에 속하는 것은 맞지만 뇌졸중을 뜻하는 중풍과는 다른 증상입니다.

"나 떨고 있냐?" 하고 물었던 드라마 속 대사처럼 사람은 극도의 불안감이나 공포 그리고 흥분 상태에 있을 때 몸을 떨게 됩니다. 또한 아주 중요한 일을 목전에 두고 있거나 많은 사람들 앞에 섰을 때도 몸이 떨리는 것을 느낀 경험이 있을 것입니다. 이러한 떨림은 자연스러운 현상으로 그 상황이 지나가면 떨림 또한 멈춥니다. 이러한 감정적인 요인 외에도 저혈당, 갑상샘 기능 항진증, 항우울제와 같은 약물의 복용 그리고 알코올이나 마약의 금단 현상에서도 진전은 발생할 수 있습니다. 하지만 나이가 들면서 일상에서 발생하는 진전은 대부분 이와는 조금 다른 경우입니다. 그 증상은 크게 가만있을 때 더 떨리는 경우와 어떤 동작을 하려고 움직일 때 더 떨리는 경우로 나눠볼 수 있습니다.

가만있을 때 손이나 턱 혹은 머리를 떠는 증상이 지속될 경우 의심해볼 수 있는 것은 파킨슨 증후군입니다. 이 질환은 뇌의 신경전달물질인 도파민이 부족할 때 발생합니다. 파킨슨 증후군 환자를 검사해보면 뇌의 흑질이란 부위가 손상되어 있다고 합니다. 흑질에는 도파민, 노르아드레날린 그리고 세로토닌 등을 만드는 세포가 있어 이 부위가 손상되면 그 물질의 생산이 줄어들게 되는 것이지요. 그 발생 원인은 명확하게 알려지지는 않지만, 노화에 따른 해독 능력 감소로 인해 처리되지 못한 독소가 뇌세포를 손상시키거나, 농약이나 살충제 그리고 중금속과 같은 물질에 자주 노출되는 것이 원인이 될 수 있다고 추정합니다. 파킨슨 증후군에 의한 진전은 몸이 경직되거나 얼굴의 표정이 없어지고 걸을 때 발이 잘 떨어지지 않으며 자세가 불안한 것과 같은 증상이 동반되기도 하고, 긴장하거나 피로할 때 더 심하고 자는 동안에는 나타나지 않는 경우가 많습니다. 파킨슨 증후군은 뇌에 발생하는 일종의 퇴행성 변화에 의한 것이므로 증상의 완화와 예방을 위해서는 치매에 준해서 생활하는 것이 도움이 됩니다.

이와는 달리 가만있을 때는 괜찮은데 어떤 동작을 하려고 할 때 진전이 발생하는 경우가 있습니다. 이것은 엄격히 말하면 말단의 근육에 나타나는 일종의 진동현상이라고 할 수 있습니다. 대개는 젓가락질이나 술잔을 잡는 것과 같은 손끝을 쓰는 동작을 할 때 발생하며, 지적을 받아서 의식하면 정도가 심해지기도 합니다. 이럴 때는 몸의 전반적인 순환을 개선하고 긴장을 완화시키면서 경과를 지켜보는 것이 좋습니다.

한의학에서는 나이가 들면서 원기가 쇠약해지고 신장의 기운이 허해지는 것과 정신적인 스트레스와 감정의 부조화로 인해 심장의 기운이 약해지는 것 그리고 담이나 어혈 등이 기혈의 순환을 막는 것을 진전의 요인으로 여깁니다. 따라서 환자의 상태를 살펴서 원인이 되는 장부의 기운을 북돋고 기혈의 순환을 원활하게 하고 순환을 방해하는 담이나 어혈을 풀어내는 방법을 통해 증상을 다스립니다.

일상생활에서는 진전이라는 증상에 집중하기보다 몸과 마음의 전반적인 균형을 회복하는 데 주력해야 합니다. 육식이나 자극적이고 탁한 음식을 섭취하는 비율을 줄이고, 채소, 과일, 콩, 견과류를 충분히 먹고 생식 섭취 비율을 조금 높이는 것도 좋습니다. 물을 충분히 마시는 것도 도움이 됩니다. 대신 흡연과 음주, 카페인의 섭취는 줄이고, 화학물질이나 중금속에 노출되는 것은 가능한 한 피합니다. 규칙적인 운동으로 순환을 좋게 하고 긴장을 풀어냅니다. 태극권과 같은 기공 수련과 명상 등은 기의 순환을 순조롭게 하고 심신의 안정과 조화 그리고 뇌의 활성화에 도움이 되므로 심장과 뇌에 모두 긍정적인 영향을 줍니다.

몸이 떠는 것은 결국 정신과 육체 그리고 감정 간에 소통이 잘되지 않기 때문입니다. 잘 통하지 않고 막혀 있으니 몸은 떨림이라는 수단을 동원해서 그것을 통하게 하려고 애쓰는 것이지요. 뇌에서 신호 전달이 안 되는 것도 심장의 기운이 약해지는 것도 그러한 소통의 부재가 오랜 기간 쌓여온 결과라고 생각합니다.

어느 날부터 머리나 손이 떨린다면 일상에서의 시간을 반추하며 몸과 마음의 어느 부분에 막힘이 있나를 점검해보는 것이 좋습니다. 변화하는 세상이나 어린 세대와 담을 쌓고 너무 경직된 삶의 방식을 고수하며 그 안에 갇혀 있지는 않은지, 과거에 받은 상처를 흘려보내지 못하고 가슴속에 담아두고 있지는 않은지, 힘겨운 삶의 무게에 짓눌려 있지는 않은지 그리고 몸과 마음을 약하게 하는 생활 습관을 가지고 있지는 않은지를 살피는 것입니다.

물론 이렇게 한다고 해서 문제가 해결되는 것은 아닙니다. 하지만 적극적으로 자신을 점검하고 의식적으로 문제를 파악하면 그냥 막연하게 살던 때와는 달라집니다. 북경에 있는 나비의 날갯짓이 뉴욕에 태풍을 일으킨다는 카오스 이론의 일화처럼 이후의 삶에는 분명 변화가 일어납니다. 내면에서 그리고 자신과 바깥세상의 소통을 가로막고 있던 장애물을 정확하게 인식하면 그것은 점점 힘을 잃게 됩니다. 그렇게 되면 몸의 떨림 대신 살랑살랑 봄바람과 같은 작은 떨림이 가슴에 일어날 것입니다.

진전 치료에 도움이 되는 책 처방
• 존 카밧진 지음, 《마음챙김 명상과 자기치유》, 장현갑 외 옮김, 학지사, 2005년.

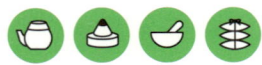

치매

 오래전 일이지만 공중보건의로 근무할 때 들은 할머니 두 분의 대화는 아직도 잊히지가 않습니다. 어느 여름날이었던 것으로 기억하는데, 침을 맞는 내내 농사 이야기며 이런저런 이야기를 하시다가 같은 동네 사는 치매에 걸린 할머니의 근황에 이르러서는 굉장히 안타까워했습니다. 그러던 끝에 한 할머니는 이렇게 말했습니다.
 "암에 걸리는 것은 무섭지 않아. 죽어버리면 되니까. 그런데 치매에 걸리면 죽지도 못하고, 나도 못할 짓이고 자식에게도 못할 짓이야."
 우리나라가 빠르게 고령사회에 접어들면서 치매는 건강상의 중요한 문제로 부각되고 있습니다. 최근에는 영화나 드라마에서처럼 젊은 연령층에서도 그 발생이 증가하고 있다고 합니다. 특정한 질병에 의해 유발된 치매의 경우 원인 질환을 치료하는 것을 통해 호전을 기대할 수 있지만, 특정한 원인이 없는 알츠하이머형 치매와 뇌혈관의 문제로 발생한 혈관성 치매의 경우 치료가 쉽지 않습니다. 아직 치매를 완치할 수 있는 치료법은 없는 상태이고, 병의 진행을 조금 늦추거나 병의 진행에 따라 나타나는 증상에 대해 대증적인 치료를 하는 정도에 그치고 있습니다. 다른 모든 질병이 그렇지만 치매야말로 치료보다 예방이 중요한 질환입니다.

치매라고 의심되면 병원을 방문해 정확한 진단을 받고, 약물 처방과 인지 행동 치료, 운동 요법을 병행하여 악화 속도를 늦춰야 합니다. 또한 가족이나 가까운 사람에게 사실을 알려 위험에 노출되는 것을 미리 차단하고, 노인장기요양보험을 이용해 가족과 함께 지낼 것인지 요양병원으로 갈 것인지에 대해 결정하는 것이 좋습니다.

치매의 근본적인 문제는 신체적·정신적 기능을 유지하기 위해 컨트롤센터 역할을 하는 뇌가 제 기능을 못 하는 데 있습니다. 나이가 들어감에 따라 신체의 다른 부분과 마찬가지로 뇌도 퇴행성 변화가 생기는데, 치매의 경우는 그 정도가 일반적인 노화의 속도보다 빠르고 심한 경우라고 할 수 있습니다.

사람의 뇌세포는 출생 이후 점차 증가하다가 20세를 전후해서는 점차 줄어든다고 합니다. 매일 수만 개에서 수십만 개까지 줄어드는데, 문제는 뇌세포의 경우 한 번 죽으면 재생이 안 된다는 점입니다. 나이가 들어가면서 줄어들기만 할 뿐 늘어나지는 않는 것이지요. 하루 2만 개의 뇌세포가 사라지는 사람과 10만 개의 뇌세포가 사라지는 사람의 뇌는 노년이 되었을 때 상당한 차이를 보일 것입니다. 이런 관점에서 보면 건강한 뇌세포의 숫자를 유지하는 것이 치매의 공포에서 벗어나는 가장 효과적인 방법일 수 있습니다.

한의학에서는 심장과 비장의 기운 쇠퇴, 더 나아가서는 노화에 따른 신장 기능의 약화를 치매와 연관 지어봅니다. 일상생활에서의 잘못된 섭생과 심리적인 스트레스 등으로 심장과 비장 기능이 떨어지면서 점차 정신적인 기능이 저하되게 되고, 나이가 들면서 신장의 물 기운이 부족해지고 뇌[髓海]가 말라 치매가 생긴다고 보는 것이지요. 그래서 예방과 치료에서도 이러한 장부의 기능을 보하고, 기혈의 흐름을 원활하게 하고 정신 기능을 기르는 방법 등을 씁니다. 예를 들어 정신 기능이 떨어지면 심장을 보하면서 머리를 맑게 하는 처방을 쓰고, 뇌수(腦髓)가 부족한 증상이 있으면 이를 보하고 막힌 부분의 소통을 돕는 약재를 더합니다.

고령자의 경우 기가 허해지고 순환이 떨어지면 치매의 증상도 심해지는데, 기운을 북돋고 전반적인 순환을 좋게 해주면 증상이 완화되기도 합니다. 이럴 때는 그와 관련된 장부를 다스리는 자리와 머리를 맑게 해주는 효능이 있다고 알려진 자리에 침 치료를 병행하면 효과적입니다. 쉽지는 않지만 이러한 치료법들이 치매를 예방하고 남은 뇌의 기능을 보존하는 데 효과가 있다고 생각됩니다.

그럼 건강한 뇌세포로 가득한 유연한 뇌를 유지하려면 어떻게 해야 할까요? 먼저 뇌로 공급되는 혈액이 맑고 그 순환이 원활하며 혈액 속에는 뇌세포에 필요한 영양이 충분해야 할 것입니다. 따라서 흡연이나 스트레스 그리고 비만 등 순환을 방해하는 요인을 개선하고, 규칙적인 신체 활동을 해 혈액순환이 잘되도록 합니다. 씨앗과 통곡식, 견과류, 신선한 채소, 과일을 풍부하게 섭취하고 생식 섭취 비율을 조금 더 높이는 것이 좋습니다. 충분한 수분을 섭취하는 것도 중요하고요.

이런 노력과 더불어 새로운 삶의 방식과 적극적인 배움이 치매를 예방하고 치료하는 데 가장 도움이 된다고 생각합니다. 최근 뇌과학에서는 우리가 경험하는 현실은 뇌가 만들어내는 환상이라고 말하곤 합니다. 엄연히 사실이라고 알고 경험하는 것 모두가 실상은 여러 신호를 조합해서 뇌가 만들어낸 작품이라는 것이지요. 그런데 이러한 뇌에 공급되는 신호가 단조롭고 반복되고 변화가 없다면 어떻게 될까요? 뇌세포들은 더 이상 열심히 그리고 창조적인 작업을 할 의욕을 잃게 될 것이고 그 퇴행성 변화 또한 빠르게 일어날 것입니다. 나이가 들어 안 하던 행동을 하면 자신도 어색하고 주위의 시선도 의식되지만 기대수명이 100세가 되는 시대의 노년은 이제까지 살아온 대로 살기에는 너무 길고 무엇보다 재미가 없습니다.

아주 사소한 것부터라도 조금 다르게 보고 행동하고 해석하는 것이 필요합니다. 그래서 이제까지 쓰지 않고 방치해뒀던 뇌의 영역을 활성화시키고 신선한 자극들로 뇌를 채워야 합니다. 새로운 것에 도전하거나 자신이 해왔던 영역에서 새로운 경지에 도달하는 것 모두 뇌를 젊게 할 수 있습니다. 외국어를 배워도 좋고 젊어서 여유가 없어 배우지 못했던 악기의 연주법을 배우는 것도 좋습니다. 꾸준한 독서도 좋고요. 20대나 30대 같은 순발력은 없어도 이제까지 살아온 인생위에 하나하나 새로운 색을 더하는 일은 즐거움과 건강이라는 선물을 줄 것입니다.

치매를 마주하는 데 도움을 주는 책 처방

- 이근후 지음, 《나는 죽을 때까지 재미있게 살고 싶다》, 김선경 엮음, 갤리온, 2013년.
- 윌리엄 코퍼스웨이트 지음, 피터 포브스 사진, 《핸드메이드 라이프》, 이한중 옮김, 돌베개, 2004년.
- 올리비아 에임스 호블리젤 지음, 《내 곁에, 당신》, 김정희 옮김, RMK, 2013년.

치매의 전조

- 몇 년 전 일은 기억하면서 조금 전 일은 기억하지 못하거나, 사람을 알아보지 못합니다.
- 새로운 지식이나 기술을 익히기 힘들어집니다.
- 감정이 지나치게 자주 변합니다.
- 대화를 할 때 한 이야기를 반복합니다.
- 일을 시작해서 마무리하지 못합니다.

탈모

치료를 하다보면 나이가 들면서 머리숱이 줄어들고 흰머리가 늘어나는 것을 걱정하는 분이 있습니다. 잘 몰랐는데 어느 날 흰머리가 많아서 여쭤보면 그동안은 염색을 했노라 하기도 합니다. 대개는 자연스러운 현상으로 받아들이고 적응하면서 살지만, 가끔은 그 정도가 심하거나 갑작스럽게 발생해서 치료가 필요한 경우도 있습니다.

　머리카락은 두피란 토양에 뿌리를 내리고 자라는 풀이나 나무와 같습니다. 밭에 키우는 작물이 잘 자라지 않으면 우선 병충해가 없는지를 살핍니다. 그러고 나서는 땅이 마르거나 배수가 잘 안 되는 것은 아닌지, 거름기는 충분한지를 살피고요. 그래도 문제가 없으면 주변 환경이나 기후에 성장을 방해할 만한 요소가 없는지를 알아봅니다. 탈모도 마찬가지로 일차적으로는 모발에 직접적인 영향을 미치는 요인들을 살피고, 그다음으로는 두피의 건강 상태와 몸과 마음의 전반적인 상황을 함께 살펴야 합니다. 이렇게 접근하지 않고 드러난 부위에만 집중하면 마치 가뭄에 물 한 바가지를 부은 것처럼 잠깐 좋아지는 듯하다가 다시 나빠지게 됩니다.

먼저 머리카락에 직접적인 스트레스는 없는지 살펴야 합니다. 잦은 파마와 염색은 마치 풀에 제초제를 뿌리는 것과 같습니다. 또한 강한 햇볕에 과도한 노출, 헤어드라이어의 뜨거운 열기, 모자를 자주 쓰는 습관은 서늘해야 건강한 머리에 고온다습한 환경을 조성해서 머리카락을 약하게 만듭니다.

다음으로는 두피와 전신의 건강 상태를 살펴야 합니다. 과로와 스트레스는 탈모의 가장 일반적인 원인으로, 두피로의 순환이 저하되고 이에 따른 영양 공급과 노폐물 배출도 저하됩니다. 또한 스트레스로 인한 자율신경의 불균형은 상부로 열이 집중되는 현상을 일으켜 두피가 가렵고 붉게 올라오는 증상을 일으키기도 합니다. 여기에 영양의 불균형, 흡연, 과도한 음주와 카페인의 섭취, 운동 부족과 같은 생활 습관도 모발의 건강에 영향을 줍니다. 만성적인 질환이나 항암제 같은 신체에 많은 부담을 주는 치료를 받는 경우에도 탈모는 발생할 수 있습니다.

한의학에서는 혈이 충만하고 기혈의 순환이 잘되어야 모발이 건강하다고 봅니다. 나이가 들면서 흰머리가 나고 머리카락이 윤기가 없어지고 빠지는 것은 혈과 진액이 부족해지고 머리로 불필요한 열이 뜨는 것이 기본적인 원인이라고 봅니다. 그래서 혈을 보하고 두피로의 기혈 순환을 활발하게 하는 것을 기본으로 감정의 부조화로 인한 화를 다스리고 울체(흐름이 막혀 정체된 상태)된 체액의 흐름을 좋게 하는 방향으로 치료합니다. 간혹 체질과 생활 습관으로 인해 몸 안에 습과 열이 많이 쌓여서 모발과 두피에 기름기가 많고 반질거리는 경우에는 이러한 습열의 배출을 돕고 상대적으로 허한 부분을 보충해주는 방법으로 다스립니다.

머리가 많이 빠진다면 우선 생활 습관을 점검하고 몸에 다른 증상은 없는지 살펴야 합니다. 일시적인 과로나 스트레스로 인해 발생한 경우라면 충분한 휴식과 영양 섭취만으로도 회복할 수 있습니다. 하지만 어떠한 질병의 영향으로 탈모증이 발생한 경우라면 이것을 먼저 치료해야 하기 때문입니다. 질병에 의한 탈모가 아니라면 신선한 과일, 채소, 통곡물의 섭취를 늘리고 물도 충분히 마셔서 모발과 두피에 필요한 좋은 영양을 공급해야 합니다. 콩을 주재료로 한 음식도 도움이 됩니다. 하지만 정제된 곡물로 만든 음식과 첨가물이 함유된 가공식품 그리고 설탕이 많이 함유된 음식은 삼가는 것이 좋습니다.

다음으로는 두피로의 순환을 좋게 해야 합니다. 배수가 잘되는 땅에 작물이 잘 자라는 것처럼 두피의 환경도 습하지 않아야 모발이 건강합니다. 머리를 감고 나면 젖은 채로 두지 말고 바로 잘 말려야 하며, 이때 헤어드라이어의 뜨거운 바람보다는 일반 바람이나 수건으로 가볍게 두들겨서 말리는 것이 좋습니다. 자연소재로 만든 빗으로 자주 빗거나 손 끝으로 두피를 가볍게 두들기듯 마사지하는 것도 순환에 도움이 됩니다. 규칙적인 운동은 전신의 순환을 좋게 해서 모발의 건강에도 유익합니다. 스트레스를 많이 받거나 신경이 예민하면 족욕이나 반신욕 그리고 복식호흡 등을 통해 긴장을 풀어내고 기운을 아래로 내려주는 것이 좋습니다. 또한 충분한 수면을 통해 기운을 재충전하는 것도 중요합니다.

주름 없는 얼굴과 풍성하고 검은 머리도 보기 좋지만 웃을 때 자연스레 주름이 지고 적당히 세고 숱이 적어진 머리는 연륜을 느낄 수 있어서 멋집니다. 나이에 따라 변화하는 몸의 모습은 지난 세월을 치열하게 달려온 인생의 증거입니다. 치료가 필요할 수준이 아니라면 그런 자신의 모습을 사랑하고 넉넉하게 받아들이는 것이 좋습니다. 이러한 여유는 건강은 물론 남은 삶을 잘 살아내는 데도 중요합니다. 남들보다 조금 더 빨리 머리숱이 줄어들고 흰머리가 늘어나는 것은 그만큼 몸과 마음을 태우고 노심초사 살아왔기 때문일 수 있습니다. 잠시 멈춰서 과열된 삶의 엔진을 식히고 천천히 그리고 유연하게 몸과 마음을 쓰는 습관을 기른다면 빠지고 세어버린 머리에 새봄이 찾아올지도 모릅니다.

탈모 완화에 도움이 되는 처방

하수오, 검은콩, 검은깨를 꿀로 버무려 환을 만들어 꾸준히 복용하면 간장과 신장을 보해서 정혈이 부족해 생기는 노화에 따른 탈모에 효과적으로 작용합니다.

통풍

진료실에 발을 절뚝거리면서 오는 환자 중 열에 아홉은 발목을 삔 경우입니다. 그런데 간혹 얼굴을 심하게 찡그리고 참을 수 없을 만큼 아프다는 표정으로 들어오는 경우가 있습니다. 대개 체격이 좋은 남성으로 내원 이유를 물어보면 대부분 자신이 잘 알고 있습니다. 이 극심한 통증의 원인은 바로 통풍입니다.

통풍은 부자병, 제왕병이란 별명을 가지고 있는데, 과거에는 대부분 왕이나 귀족과 같이 상대적으로 과식이나 미식을 즐기는 사람들에게 주로 발생했기 때문입니다. 루이 14세, 다윈, 괴테와 같은 미식가가 통풍으로 고생했다는 기록도 이를 뒷받침합니다. 그 통증의 정도가 매우 극심해서 스치거나 바람만 불어도 아플 정도라고 하지요.

통풍은 몸 안에 요산이 과도하게 축적되었을 때 발생합니다. 요산 자체가 해로운 물질은 아니지만 그 농도가 높아지면 바늘과 같은 모양으로 결정화가 되어 주변 조직을 찔러 염증과 통증이 발생합니다.

몸속에 바늘이 들어가서 수시로 찌르고 있다고 생각해보면 그 통증이 어떨지 상상이 됩니다. 통풍에 의한 관절염은 주로 엄지발가락에 발생합니다. 그 이유는 낮은 온도에서 결정을 잘 이루는 요산이 상대적으로 순환이 떨어져 차가워지기 쉬운 엄지발가락에서 쉽게 결정화되기 때문입니다. 물론 발목이나 무릎 그리고 다른 관절에도 발생할 수 있습니다. 증상이 처음 발생했을 때는 그 부위가 붉게 부어오르고 심한 통증이 발생하지만, 오랜 기간 반복되면 관절 주위가 딱딱해지거나 변형이 일어나는 것과 같은 증상이 나타나게 됩니다.

통풍의 원인이 되는 요산은 퓨린이란 화학물질의 최종 대사산물입니다. 요산이 과도하게 축적되는 것은 이 퓨린이 함유된 음식을 과도하게 섭취하거나(대부분이 이 때문에 발생합니다), 요산을 분해하는 효소가 부족하거나, 신장의 기능이 떨어져 효율적으로 배출하지 못하기 때문입니다.

따라서 통풍을 치료하고 예방하는 데 가장 중요한 것은 퓨린을 함유한 음식의 섭취를 줄이는 것이지요. 이러한 식품에는 멸치, 고등어, 정어리, 동물의 내장, 갑각류, 조개류, 달걀, 콩류, 시금치, 양배추, 아스파라거스 등이 대표적입니다. 이외에도 모든 육류와 기름에 튀기고 볶은 음식 그리고 흰 밀가루로 만든 음식과 설탕이 많이 들어간 음식을 삼가는 것이 좋습니다. 술은 요산의 생성을 증가시키고 분해와 배출은 감소시키므로 금해야 합니다. 대신 물을 충분히 마시고 신선한 과일과 채소의 섭취를 늘리는 것이 좋습니다. 비만이나 과체중인 경우에는 체중을 줄이는 것이 좋지만 급격한 다이어트나 금식은 도리어 요산 수치를 높이므로 삼가는 것이 좋습니다.

한의학에서는 통풍을 크게 급성 염증의 단계와 반복적인 증상으로 관절이 손상되고 변형이 일어난 단계로 나누어봅니다. 붉게 부어오르고 통증이 심한 시기에는 체내에 쌓인 습열의 배출을 촉진하고 그 부위를 진정시킬 목적으로 침 치료와 약물 치료를 병행하고, 만성적인 경우에는 어혈을 제거하고 순환을 촉진하는 방식으로 증상을 다스립니다.

맛있는 음식을 먹는 것은 인생의 큰 즐거움 중 하나입니다. 그런데 만약 자신이 느끼는 먹는 즐거움이 특정한 음식들에 국한되어 있다면, 그 식욕은 자기도 모르는 어떠한 결핍에 대한 무의식적인 보상 욕구에서 시작된 것일 수 있습니다. 영혼을 찌르는 듯한 통풍의 통증은 이러한 삶의 태도에 대한 경고일지도 모릅니다.

통풍 치료에 도움이 되는 약욕

몸의 해독 작용을 돕고 요산 배출에 효과가 있는 우엉을 한 움큼 주전자에 넣고 끓여낸 물을 섞어 족욕을 하거나 목욕을 하면 요산 배출에 도움이 됩니다.

퇴행성 관절염

노년에 찾아오는 주된 증상의 하나가 바로 관절의 통증입니다. 이런 통증은 주로 무릎이나 허리와 같이 체중 부하를 많이 받는 관절에서 나타나지만 목이나 어깨, 손목과 발목 혹은 손가락이나 발가락 같은 신체 말단에 이르기까지 몸을 이루고 있는 모든 관절에서 나타납니다. 가벼운 경우에는 활동 시에 관절 주위가 뻣뻣하거나 약간 아픈 정도지만 심하면 가만있을 때도 쑤시는 듯한 통증과 함께 그 부위가 붓기도 하고 증상이 오래되면서 관절의 변형이 일어나기도 합니다.

관절의 통증으로 내원한 대다수의 환자는 병원에서 퇴행성 관절염이란 진단을 받고 관절염약이나 골다공증약을 복용하거나 때론 주사제를 맞는다고 합니다. 하지만 여타의 퇴행성 질환이 그러하듯 치료를 해도 단기간에 좋아지지 않고, 잠시 좋아지는 것 같다가도 시간이 지나면 다시 아프거나 해가 갈수록 증상이 심해지며 다른 관절까지 나빠지는 경우가 많습니다. 그래서 결국 수술을 받기도 합니다.

이렇게 되는 가장 큰 이유는 통증의 완화에만 중점을 두기 때문입니다. 퇴행성 관절염은 지금의 통증을 다스리는 것도 중요하지만 오랜 기간 살아오면서 몸을 어떻게 써왔는지를 한 번쯤 살펴보고, 앞으로 어떻게 해야 지금의 관절 상태를 유지하거나 조금 더 나은 상태로 개선할 수 있을지를 고민할 때 좀더 나은 해답을 얻을 수 있습니다.

퇴행성 관절염은 관절을 이루고 있는 뼈와 연골 그리고 근육과 인대의 문제입니다. 운동이나 사고 등에 의해 다치는 경우도 있지만 대부분 노화 현상에 의한 경우가 많습니다. 뼈끝을 둘러싸고 있는 연골 부위가 닳고 뼈 자체도 퇴행성 변화를 겪으면서 그 면이 거칠어지고 때론 작은 가시와 같은 구조물도 생기게 됩니다. 게다가 나이가 들면 아무래도 관절 주위의 근육이나 인대도 젊을 때보다는 그 힘과 탄력이 떨어지게 되지요. 이렇게 되면 부드럽게 움직여야 할 관절에는 불필요한 마찰과 자극이 생기게 되고 이러한 것이 누적되면 결국 염증으로 인한 통증이 발생하게 됩니다.

초기에는 염증과 이에 따른 통증만을 치료하면 문제가 해결되는 것처럼 느껴집니다. 그래서 소염진통제를 복용하지요. 하지만 그러한 치료가 관절을 이루고 있는 부분들의 퇴행성 변화를 늦춰주지는 않습니다. 오히려 진통만을 위한 반복되는 치료는 관절에 나쁘게 작용할 수도 있습니다.

그럼 어떻게 하는 것이 좋을까요? 퇴행성 관절염으로 고생한다면 다음 세 가지를 권합니다.

- 관절로의 순환을 좋게 한다.
- 관절에 필요한 영양을 공급한다.
- 관절을 둘러싼 부위의 근육과 인대를 튼튼하게 한다.

우선 통증이 있는 부위로의 순환을 좋게 해주어야 합니다. 한의학에서는 기혈의 순환이 잘되면 아프지 않다[通卽不痛]고 합니다. 침을 놓는 일차적인 목적도 경락의 불균형을 해소해서 기혈의 순환이 잘되도록 하는 것이지요. 집에서는 따뜻한 팩이나 온수욕 등을 통해 혈액순환을 잘되게 해서 관절에 필요한 물질들의 공급과 노폐물의 배출을 돕는 것이 좋습니다. 특히 퇴행성 관절염은 아침에 일어났을 때 그 정도가 심한 경우가 많으므로 이럴 때 온수로 샤워하거나 목욕하면 도움이 됩니다. 하지만 붓고 열감이 나면서 통증이 있는 경우에는 온열 요법이 도리어 증상을 악화시킬 수 있으니 차가운 팩을 통해 염증을 진정시키는 것이 좋습니다.

다음으로 관절에 필요한 영양을 공급해주어야 합니다. 음식은 전통적인 한식 위주로 섭취하되 비타민과 미네랄의 섭취에 좀더 신경 쓰고 물도 충분히 마시도록 합니다. 해조류의 경우 피를 맑게 하고 관절에 필요한 영양을 풍부하게 함유하고 있어 도움이 됩니다. 특히 해삼은 그 형상에서 보듯이 관절을 부드럽게 해주는 성분이 많이 함유되어 있어 과하지 않은 범위에서 즐겨 먹어도 좋습니다. 반면 흡연이나 과도한 음주와 카페인의 섭취 그리고 스테로이드호르몬의 섭취(스테로이드는 우리 몸에서 생산되는 호르몬의 일종으로 이것을 화학적으로 합성한 약물을 통증이나 염증성 질환에 이용합니다. 관절염이나 통증성 질환이 있는 고령자가 많이 복용하며, 간혹 운동선수가 경기력 향상을 위해 복용하기도 합니다.)는 칼슘의 흡수를 방해하고 뼈에서 칼슘이 빠져나가게 하므로 좋지 않습니다.

한의학에서는 근육과 인대 그리고 뼈의 퇴행성 변화는 간장과 신장의 기능이 약화되면서 생긴다고 봅니다. 그래서 고령자의 관절을 다스릴 때는 드러난 증상을 개선시키는 동시에 이 두 장부의 기능을 보강하는 약재를 함께 이용합니다. 이와 같은 효능을 가진 약재 중 주치의와 상담을 통해 자신에게 맞는 것을 선택해서 평소 차로 이용하는 것도 관절에 필요한 영양 공급에 도움이 됩니다.

끝으로 관절 주위의 근육과 인대를 발달시키는 데는 적절한 운동이 필수입니다. 나이 들어서 무슨 운동이냐고 할 수도 있지만 적당한 신체 활동은 생명력의 표현이자 건강관리에 필수적입니다. 관절 주위의 근육과 인대가 발달하면 순환이 좋아지고 뼈와 연골에 집중되는 힘을 분산시켜 무리가 되지 않도록 하는 효과가 있고, 관절에 적절한 자극을 주는 것은 뼈 자체를 튼튼하게 해줍니다.

하지만 운동이 좋다고 해서 일어나자마자 걷고 산에 오르는 것은 바람직하지 않습니다. 몸도 준비할 시간이 필요합니다. 아침에 일어난 후 또는 운동을 하기에 앞서 천천히 정성스레 몸을 풀어주는 것이 좋습니다. 몸의 각 부분을 고루 움직여주는 맨손체조와 스트레칭을 통해 관절과 근육에 쌓인 긴장을 해소하고 몸의 각 부분을 점검하면서 몸을 깨운 뒤 운동을 시작해야 합니다. 자전거 타기, 걷기 그리고 물에서 하는 운동을 기본으로 하되 자신의 관절 상태에 적합한 운동을 선택하는 것이 좋습니다. 또한 국선도나 태극권과 같은 수련을 꾸준히 하는 것도 퇴행성 관절을 다스리는 데 많은 도움이 됩니다.

몸의 어떤 관절이 다른 부분보다 먼저 퇴행성 변화를 일으켰다는 것은 그만큼 그 부분이 이제까지 더 많이 일했다는 증거일 것입니다. 통증은 사람을 예민하고 불편하게 만듭니다. 하지만 그 통증을 앞으로 보듬고 달래며 살아야 할 지나온 몸의 역사로 받아들인다면 조금은 편해질 수 있을 것입니다.

퇴행성 관절염 치료에 도움이 되는 약차

【 당귀속단차 】

혈을 보하고 그 순환을 돕는 당귀와 관절을 좋게 하고 통증에 도움이 되는 속단을 각 4그램씩 넣고 차로 마시면 일반적인 퇴행성 관절에 도움이 됩니다.

【 의이인창출차 】

몸에 쌓인 노폐물과 습을 제거하는 의이인과 창출은 몸이나 관절이 잘 붓고 위장이 좋지 않은 사람들의 퇴행성 관절염 치료에 도움이 됩니다. 의이인 8그램, 창출 4그램을 넣고 차로 마십니다.

퇴행성 관절염 치료에 도움이 되는 찜질

따뜻하게 데운 피마자유에 면으로 된 천을 담가 충분히 기름을 흡수시킨 후 그 천을 관절 부위에 덮고 랩으로 싸고 수건을 덮어줍니다. 피마자유 찜질은 독소를 배출하고 관절을 부드럽게 하는 데 도움이 됩니다. 이때 수건 위에 뜨거운 팩을 얹어 보온을 유지하면 좋습니다. 20~30분 정도 찜질을 합니다.

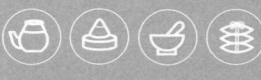

예방편

1장 양생법

우리 사회는 빠른 경제성장으로 사회 전반적 여건이 좋아지면서 평균수명 또한 빠르게 늘어났습니다. 하지만 늘어난 삶의 길이를 삶의 질이 따라가지 못하는 것처럼 평균수명은 늘어났지만 건강수명은 그에 미치지 못하여 노후의 건강에 대한 걱정이 큽니다. 그러나 걱정만 해서는 문제 해결에 아무런 도움이 되지 않습니다. 그렇다고 시중에 떠도는 많은 건강 정보를 듣고 그것을 그대로 따른다고 해서 건강이 보장되거나 단시간에 문제가 해결되지도 않지요. 그렇다면 어떻게 해야 할까요? 가장 좋은 방법은 좋은 생활 습관을 꾸준히 실천하는 것입니다. 좋은 습관은 낙숫물이 바위를 뚫듯 쌓이고 쌓여 일정 시간이 지나면 조금씩 몸에 변화를 불러올 것입니다. 이 장에서는 몸과 마음을 변화시키고 건강을 유지하는 데 도움이 되는 방법을 《동의보감》에 소개된 양생법(養生法: 음식을 가려 먹고 몸과 마음을 다스려 건강한 몸으로 오래 살게 하는 방법)을 중심으로 살펴보도록 하겠습니다.

건강한 생활의 이상적 모습

한의학의 고전으로 지금도 그 가치를 인정받고 있는《내경》〈소문(素問)〉에는 다음과 같은 이야기가 나옵니다.

어느 날 황제가 신하인 기백에게 물었다. "내가 듣기로 이전 사람들은 나이가 모두 백 살이 되어도 움직임이 왕성했다고 하는데 요즘 사람들은 쉰 살만 되어도 동작에 힘이 없으니 이것은 시대의 차이인가, 아니면 사람들이 잘못 살기 때문인가?"
그러자 기백이 대답했다. "이전 사람들 중에 양생의 도리를 아는 사람들은 음양의 법칙에 따르고 양생의 방법에 맞추어 음식을 절도 있게 먹고 일상생활도 규칙적으로 하여 쓸데없이 과로하지 않았습니다. 그래서 육체와 정신이 모두 온전한 상태로 천수를 다하고 백 살을 넘게 살았습니다. 하지만 요즘 사람들은 그렇지가 않아서 술을 음료수처럼 마시고 망령된 짓을 일상으로 하며 취해서

성관계를 맺고 욕망에 이끌려 그 정(精)을 소진하고 진기를 흩어지게 만듭니다. 또한 만족할 줄을 모르고 아무 때나 마음 내키는 대로 생활하여 양생의 도에 어긋나고 생활에 절도가 없게 되어 쉰 살만 되어도 쇠약해지는 것입니다."

《내경》이 쓰인 시기는 춘추전국시대로 추정됩니다. 그러니까 이 대화는 지금부터 2천 년도 훨씬 전에 이루어진 것이죠. 그런데 그 내용을 현대인의 생활에 적용해봐도 전혀 시대 차이가 느껴지지 않습니다. 기백의 대답을 조금 바꿔볼까요? "요즘 사람들은 술을 물 마시듯하고, 담배와 커피는 입에서 떨어질 줄 모르고, 몸을 함부로 하고, 욕심이 과해 정신적 스트레스에 시달리고, 입에만 달고 몸에 해로운 음식을 즐기고, 불규칙한 생활 습관을 가지고 있으니 조금만 나이를 먹어도 다양한 생활 습관병에 시달리게 되는 것입니다."

《내경》이 그 이전부터 전해 내려오던 의학 이론을 모으고 정리한 책이라는 점을 생각하면 수천 년 전부터 이미 인간은 잘못된 생활 습관 때문에 병에 시달리고 명을 재촉했다고 할 수 있습니다. 그렇다면 어떻게 사는 것이 죽는 날까지 건강하게 온전히 살 수 있는 비결일까요? 여기에 대해서는 다음과 같이 말하고 있습니다.

옛 성인들의 가르침은 모두 다음과 같다.
병을 일으키는 기운은 때에 맞추어 피하고, 마음을 편안하게 하며 헛된 욕심을 없앤다. 이렇게 하면 진기가 마음을 따르고 정신이 안으로 지켜지며 병은 평안해진다. 그러므로 뜻을 한가롭게 하여 욕심을 줄이고 마음을 편안히 하여 근심하지 말고 몸을 쓰되 과로하지 않으면 기는 순조롭고 각 부분이 마음먹는 대로 되어 바라는 것을 모두 이룰 수 있다.

음식을 맛있게 먹고 의복을 편하게 입으며 그 풍속을 즐기고 지위의 높고 낮음을 부러워하지 않으면 그 사람들을 소박하다고 할 수 있다. 이렇게 되면 욕심에 눈이 멀지 않고 음란하고 삿된 것에 마음이 흔들리지 않으며 모든 사람이 세상일에 근심이 없어 양생의 도리에 부합하게 된다. 수명이 모두 백 살을 넘어도 그 활동이 왕성한 것은 그 덕이 온전하기 때문이다.

한마디로 헛된 욕심을 부리지 말고 현실과 자연의 법칙에 순응하며 소박하게 살라는 말입니다. 이런 이야기를 하면 "다 맞는 말이지. 하지만 세상 사는 일이 그렇게 되나? 너는 그렇게 살고 있나?" 하는 말을 듣기 십상입니다. 이 각박한 현실에서 그게 가능하냐는 것입니다. 맞는 말입니다. 세속을 등지고 산속에 혼자 들어가 산다고 해서 욕심 없이 고고하고 소박하게 살 수 있는 것도 아니고, 혼자 그렇게 살다가 다른 사람들에게 이용당하거나 상처받기 쉬운 게 현실입니다. 하지만 그렇다고 이런 이야기가 아무런 쓸모없는 그저 한가한 이야기인 것은 아닙니다. 무엇인가를 하려고 하면 가장 이상적인 모델을 기준으로 삼아야 하는데, 여기서 말하고 있는 내용은 그러한 이상적 모습을 담고 있다고 보면 됩니다.

  삶의 길이는 지나고 보면 찰나와 같지만, 또 하루하루의 삶을 보면 그리 짧지 않은 시간입니다. 큰 바위 얼굴을 늘 보며 살았더니 어느새 그 모습을 닮았다는 소설 속 이야기처럼, 이상적인 삶의 모습을 마음속에 품고 산다면 조금씩 자신의 삶에 스며들지도 모릅니다. 그러다보면 옛 성인들의 가르침이 단순히 뜬구름 잡는 이야기만은 아니게 되겠지요. 이제 그럼 산을 조금 내려와서 실제로 어떻게 이 이상을 적용하며 살아갈 수 있을지에 대해서 이야기해보겠습니다.

때를 알고 때에 맞춰 살아야 한다

우리 말에 '철이 들었다.' '철부지' 이런 말이 있습니다. 세상 살아가는데 사리분별을 할 줄 알고 누가 봐도 이제 한 사람으로서 역할을 하면 철이 들었다 하고 나이가 들어서도 그러지 못하면 철부지(不知)라고 합니다. 여기서 '철'이라는 것은 시간적 의미로 사전에서는 '계절이나 적당한 때'라고 정의되어 있습니다. 말하자면 어른이 된다는 것은 나이만 먹는 것이 아니라 세상이 어떻게 돌아가는지, 자연은 어떻게 변화하고 있는지, 이것이 해야 할 일인지 아닌지, 나아가야 할 때인지 물러나야 할 때인지를 알아야 한다는 것이지요. 만약 이를 모르면 나이가 들었어도 진짜 어른은 아니라는 말입니다. 조금 더 좁게 건강과 관련지어 말하자면 철을 안다는 것은 24절기에 따른 자연의 변화를 읽고 이 변화에 맞추어 생활한다는 의미라고 할 수 있습니다. 철이 드는 일은 인생과 건강 모두에 중요한 일이지요. 그럼 옛사람들은 어떻게 때에 맞추어 살았는지 《동의보감》을 바탕으로 살펴볼까요?

봄철 석 달을 발진(發陳)이라 부르는데, 이때 자연에서는 생기가 일어나고 만물은 다시 살아 움직이기 시작한다. 봄에는 밤중에 자서 아침 일찍 일어나되 일어나서는 뜰을 여유롭게 거닐고 머리는 꽉 묶지 말고 느슨하게 풀며 몸을 이완하여 기분을 상쾌하게 한다. 모든 것을 살리는 데 힘써 죽이지 말고, 주되 빼앗지 않으며, 상은 줘도 벌하지는 말아야 한다. 이것이 봄기운에 응하는 양생의 방법이다. 이것을 어기면 간이 상하고 여름에 몸이 차가워지는 병이 생기며 성장하는 힘이 약해진다.

여름 석 달은 번수(蕃秀)라 하는데, 자연에서는 기의 교류가 활발해지고 꽃이 피고 열매가 맺힌다. 이때는 밤중에 자서 아침 일찍 일어나되, 햇빛을 싫어하지 말고 마음에는 성냄이 없어야 한다. 또한 마치 꽃이 피어나는 것처럼 사람의 양기가 밖의 기운과 잘 통하게 해야 한다. 이것이 여름의 기운에 응하는 양생의 방법이다. 이것을 어기면 심장이 상하고 가을에 학질에 걸리며 거두어들이는 힘이 약해진다.

가을 석 달은 용평(容平)이라 이르는데, 하늘의 기운은 쌀쌀해지고 땅의 기운은 맑아진다. 가을에는 일찍 자고 일찍 일어나기를 닭과 함께 하고, 마음을 편안하게 가져 가을의 추상 같은 기운을 부드럽게 해야 한다. 마음을 안으로 거두어들여 가을의 기운을 따르고, 밖으로 치닫는 마음을 가다듬어 폐의 기운을 맑게 한다. 이것이 가을의 기운에 응하는 양생의 방법이다. 이것을 어기면 폐가 상하고 겨울에 설사를 하며 안으로 간직하는 힘이 약해진다.

겨울 석 달은 폐장(閉藏)이라 하는데, 물은 얼고 땅은 갈라져 터지며 양기의 움직임이 없다. 일찍 자고 늦게 일어나야 하며, 반드시 해가 뜨기를 기다려 일어난다. 마음가짐은 감추고 숨겨야 하는데, 마치 남모를 뜻을 품거나 귀한 것을 얻은 사람처럼 한다. 추운 곳을 피하고 따뜻한 곳에서 생활하며, 땀이 나는 것을 피해서 기가 빠져나가지 않게 해야 한다. 이것이 겨울의 기운에 응하는 양생의 방법이다. 이것을 어기면 신장이 상하고 봄에 손발에 힘이 없고 차가워지는 병에 걸리며 새롭게 소생하는 힘이 약해진다.

무릇 사계절에 따른 음양의 변화는 만물의 근본이다. 그러므로 양생의 도를 깨달은 사람은 봄과 여름에 양의 기운을 기르고 가을과 겨울에 음의 기운을 길러 그 근본에 순응함으로써 만물과 더불어 산다. 이러한 근본에 어긋나면 생명의 근원이 상하게 된다. 따라서 때에 따른 음양의 변화는 만물의 시작인 동시에 끝이며, 죽고 사는 것의 가장 근본이 된다. 이것을 거스르면 재해가 생기고, 잘 따르면 어떠한 병도 생기지 않는다. 이렇게 되면 양생의 도를 얻었다 할 수 있다.

읽다보면 잘 쓰지 않는 단어도 보이고 제법 이해하기 어려운 내용도 보입니다. 그런데 이게 그냥 낯선 말의 문제일까요? 가만 생각해보면 그만큼 우리가 자연에서 멀리 떨어져서 살았기 때문 아닐까 하는 생각이 듭니다. 앞에서 언급한 내용은 계절에 따라 자연에서 일어나는 변화에 맞춰 살아야 한다는 말이거든요.

봄이 되면 아지랑이가 피어나고 얼었던 개울이 녹고 들판에 봄나물이 나고 꽃들이 피어나면서 점점 봄기운이 올라오기 시작합니다. 이렇게 상승하는 기운은 여름의 정점을 지나 가을이 되면서 공기가 차가워지고 산에 단풍이 들고 들판의 곡식이 여물면서 차가운 겨울로 접어들어 쇠해집니다. 이런 현상을 두고 봄은 땅에서부터 오고 가을은 하늘에서부터 온다고도 하지요. 이 기운의 오르고 내림에 맞춰 자연의 존재들이 살아가듯 사람도 그렇게 살아가야 한다는 것이 계절에 따른 양생법의 핵심입니다. 물론 이 모든 현상의 근원에는 지구의 공전주기에 따른 낮과 밤의 길이 변화가 있지요. 해가 뜨면 활동하고 해가 지면 돌아와 쉬는 것, 이것이 가장 기본입니다.

하지만 현대인의 삶은 그러기 쉽지 않습니다. 길을 가다가 마주치는 나무에 새순이 돋고 잎이 나고 꽃이 피고 지는지도 모른 채 눈앞에 놓인 일을 해결하며 살아가기 바쁘지요. 철부지가 되기 딱 좋은 환경입니다. 그렇다고 다 접고 자연으로 돌아가기란 더욱 어렵습니다. 바로 이럴 때 잠깐 멈추는 시간이 필요하다고 생각합니다. 하루 중 잠시, 일주일 중 한나절, 한 달 중 하루 이틀이라도 자연을 접하는 시간이 필요합니다. 그동안 잃어버렸던 자연의 일원으로서 생명의 리듬을 회복하고, 사람에게 부대끼며 상처 입고 지친 몸과 마음을 돌볼 시간을 갖는 것입니다. 이 시간만큼은 뭔가를 잘하려고 하거나 많이 하려고 하지 말고 그냥 멈춰서 가만있어보는 것이 좋습니다. 바쁘고 분주하게 살면서 놓치고 모른 척 살았던 자기 안에 무슨 일이 일어났는지 살펴보고 점검해보는 것이지요. 그러고 나면 다시 일상으로 돌아가서 열심히 살아갈 힘을 얻을 수 있을 것입니다. 세상이 바뀌면 좋겠지만 그걸 기대하기는 쉽지 않으니 먼저 스스로를 본래 있어야 할 자리에 놓아보는 것이지요. 그리고 이런 사람들이 늘어나면 어쩌면 세상도 정신을 차리게 될지 모르고요.

　북미 원주민들은 저마다 자기만의 장소를 간직하고 살면서 지치거나 중요한 일을 결정할 때면 그곳으로 가서 자신을 돌아보고 자연과 소통했다고 합니다. 세상이 복잡하고 우리를 가만두지 않을수록 자신을 돌아보고 어디에서 와서 어디로 가는 것인가를 들여다볼 필요가 있습니다. 그런 시간이 하나하나 마디가 되어 삶을 철들게 할 것입니다.

양생의 요점은 일상생활에 있다

계절의 변화라는 큰 시간의 변화에 맞춰 어떻게 생활할 것인가를 살펴보았으니 이제는 하루하루 일상생활 속에서 어떻게 생활하면 건강하게 살 수 있을지 한번 살펴보겠습니다. 가끔 건강에 관한 텔레비전 프로그램을 보면 전원이나 자연으로 돌아가거나 남다른 방법으로 건강하게 살아가고 있다는 좀 특별한 (하지만 알고 보면 우리와 비슷한) 사람들의 모습이 소개되곤 합니다. 그런 모습을 보면 '나는 뭔가 잘못 살고 있는 것은 아닐까?' 하는 생각이 들기도 하지요. 하지만 수많은 자기계발서가 성공한 사람들의 이야기를 훗날 해석한 것처럼, 사람들에게 소개되는 많은 건강법은 어찌 보면 그 사람의 삶을 반영한 하나의 생활 방식에 불과할지도 모릅니다. 그러므로 그런 것을 무조건 따라하기보다는 '왜 그럴까?' 하고 한번 생각해보고 받아들일 만한 것은 수용하고 그렇지 않은 것은 '아, 그렇구나.' 하며 그냥 넘어가야 합니다.

말하자면 북극 이누이트와 오키나와 장수 노인들의 건강에 관한 지혜에는 분명 배울 것이 있고 공통된 점도 있지만 처한 환경과 문화가 다르므로 차이가 있을 수밖에 없습니다. 그곳으로 떠날 수도 없고 무작정 따라할 수도 없지요. 우리가 할 수 있는 최선은 겉모습 너머의 지혜를 잘 배워서 자신의 상황에 맞게 응용하는 것입니다. 지금부터 소개할 《동의보감》의 이야기들도 마찬가지입니다. 취할 것은 취하고, 알고만 있을 것은 그렇게 하고, 아니다 싶은 것은 버리면 됩니다.

위장을 건강하게 관리하는 법

인간은 물과 공기만으로는 살 수 없어 다른 생명체를 취해 살아가는 데 필요한 영양을 얻습니다. 따라서 무엇을 어떻게 먹을 것인가 하는 문제는 무척 중요합니다. 그런데 진료를 하다보면 장기간 위장약을 복용하거나 음식을 소화하기 힘들다는 환자들을 자주 보게 됩니다. 그 원인은 음식 자체의 문제와 먹는 습관 그리고 스트레스나 다른 신체적 이상에 영향을 받은 경우로 나눌 수 있습니다. 게다가 나이가 들수록 다른 장기의 기능처럼 위장의 능력도 조금씩 떨어지기 마련이지요. 따라서 위장에 만성적인 문제가 있다면 지금 당장 불편한 증상의 해결과 함께 그 원인이 되는 요인을 다스려야 합니다.

맛이 담박한 음식은 사람의 정신을 상쾌하게 하고 기운을 맑게 한다.

음식은 입에 맞는 것을 따뜻하게 먹되, 곡식을 많이 먹고 고기는 적게 먹어야 한다. 모든 고기는 푹 삶아서 조금 식혀서 먹고 다 먹은 후에는 입을 여러 번 씻어야 한다. 생고기는 먹지 말아야 하는데, 먹으면 위를 상한다.

차 종류는 어느 때고 너무 많이 마시지 말아야 한다. 과하면 하초의 기운을 허하고 차갑게 만든다. 단지 배부르게 음식을 먹고 나서 따뜻하게 한두 잔 마시는 것은 괜찮다. 음식을 소화시키는 데 도움이 되기 때문이다. 채소는 성질이 차가우며 나물과 오이는 비록 기의 흐름을 편하게 다스리긴 하지만 사람의 눈과 귀를 어둡게 할 수도 있다. 그러므로 늘 너무 과하게 먹지 말아야 하고 특히 노인은 더욱 삼가야 한다. 《주례(周禮)》를 보면 '음악을 들으면서 음식을 권하라'고 했는데, 비장은 노래와 악기 소리를 좋아하므로 귀로 음악을 들으면서 식사를 하면 비장은 소화를 잘 시킨다.

식사를 마친 뒤 손으로 얼굴과 배를 백 번 정도 문질러주고 몇 리 정도를 걷는 것과 같은 시간 동안 제자리에서 걸으면 음식이 쉽게 소화된다. 배부르게 먹고 누우면 소화가 잘되지 않거나 적취(오장육부에 쌓여 병을 일으키는 덩어리)가 생기게 된다. 또한 밤에는 과음과 과식을 피해야 한다.

걷고 서고 앉고 눕는 것을 적절히 해야 하며, 한 자세를 피곤할 정도까지 해서는 안 된다.

약을 먹은 후에 입맛이 좋아졌더라도 하루 이틀은 배부르게 먹지 않는 것이 좋다. 위가 다시 상할 수 있기 때문이다. 좋은 음식을 조금씩 먹어서 약의 효력을 돕고 기운을 북돋우며 병에 대한 방어력을 기르는 것이 좋다. 담박한 음식을 먹지 않으면 약의 효과를 떨어뜨리고 병의 기운이 깊어지는 것을 돕게 된다. 가벼운 신체 활동을 통해 위의 활동을 도와야 하지만, 지나친 활동은 기운을 상하게 하므로 삼간다. 위가 좀더 튼튼해지면 과일을 조금씩 먹어 음식과 약의 작용을 돕는다. 《내경》에 '곡식으로 기르고 과일로 돕는다.'라고 한 것이 바로 이것이다.

쉽게 이해가 가는 내용입니다. 음식은 입만 즐겁게 하는 음식과 배를 즐겁게 하는 음식 그리고 입과 배를 모두 즐겁게 하는 음식으로 나눌 수 있습니다. 좋은 음식은 먹을 때도 맛있지만 몸에 필요한 기운을 잘 공급해주는 반면, 어떤 음식은 먹을 때 입은 즐겁지만 나중에 속이 불편하거나 때론 몸에 해가 되기도 합니다. 몸에는 좋지만 먹기에 힘든 음식도 있고요. 사는 동안 늘 좋은 일만 일어나지 않는 것처럼 우리도 사는 동안 늘 좋은 음식만을 찾아 먹을 수는 없을 것입니다. 하지만 먹는 음식을 알면 그 사람을 알 수 있다는 말처럼 먹는 음식이 바로 몸과 정신의 건강에 매우 큰 영향을 주는 것 또한 사실입니다. 탁하고 기름진 음식을 자주 먹으면 혈액과 체액은 탁해지고 성격은 급하고 거칠어집니다. 반면에 담박한 음식 위주로 먹으면 몸은 맑아지고 성격 또한 부드러워집니다. 물론 담박한 음식이라는 것이 채식을 의미하는 것은 아닙니다. 적당한 비율로 음식은 고루 먹되 고기는 적게 먹고, 먹을 때는 튀기고 구워 먹는 것보다는 앞에서 말한 것처럼 찌거나 삶아서 먹는 것이 좋습니다.

요즘 들어 많은 사람이 커피나 다양한 차를 물처럼 마시는데 차는 물을 대신할 수 없습니다. 차는 먹는 음식이나 자신의 몸 상태에 맞춰 하루 1~2잔 정도 마시는 것으로 충분하다고 생각됩니다. 그리고 과일과 채소는 종류에 따라 다르지만 대부분 그 성질이 차가우므로 식사 대용으로 먹거나 과하게 먹기보다 곡류나 다른 음식과 균형을 맞춰 섭취하는 것이 좋고, 그 성질의 차고 더움을 알아서 궁합을 맞춰서 먹는 것이 좋습니다.

위장 건강에는 '무엇을 먹는가'만큼 '어떻게 먹는가'도 중요합니다. '즐겁고 감사한 마음으로 천천히 꼭꼭 씹어 먹는다'는 것은 누구나 다 아는 이야기지만 실제로 실천하기는 쉽지 않습니다. 종교가 있다면 식전에 가볍게 기도를 하는 것이 좋고, 종교가 없다면 음식이 여기까지 올 수 있도록 일해준 사람들에게 감사하는 시간을 갖는 것도 좋습니다. 이는 배고픔을 빨리 채우려는 마음을 잠시 쉬어가게 해 조금 천천히 먹을 수 있게 합니다. 식사를 시작하면 가능한 한 20~30번은 씹어서 먹도록 노력해봅니다. 이렇게 하면 침을 통해 1차로 소화가 이뤄져 음식의 소화가 쉬워질 뿐만 아니라 재료 본연의 맛을 느낄 수 있게 되어 입만 즐겁게 하는 음식으로부터 조금은 자유로워질 수 있습니다.

앞에서 말한 것처럼 좋아하는 음악을 들으면서 식사하는 것도 좋은데, 빠른 리듬의 음악보다는 마음을 편안하게 해주는 음악이 좋습니다. 다만 위장도 쉬어야 하는 늦은 밤에 야식을 먹거나 과식하는 것은 좋지 않습니다. 식후에는 가볍게 걷는 것이 좋습니다. 팔다리의 가벼운 움직임은 위장의 운동을 촉진하는 효과가 있기 때문입니다. 하지만 식후에 바로 운동을 하거나 목욕을 하면 위장에 공급되어야 할 혈액을 분산시켜 소화에 방해되므로 삼가야 합니다.

위장은 필요한 영양을 공급해주는 식물의 뿌리와도 같습니다. 다른 장기도 마찬가지지만 음식을 먹고 사는 이상 위장의 건강은 몸 전체의 건강과 직결되는 만큼 조금 더 관심을 갖고 자신이 무엇을 어떻게 먹는지 살피는 지혜가 필요합니다.

잠을 잘 자는 법

누울 때는 몸을 옆으로 해서 무릎을 구부리는 것이 좋은데, 이렇게 하면 심장의 기운을 북돋아준다. 깨어나서 기지개를 펴면 정신이 흐트러지지 않는다. 몸을 쭉 반듯이 펴고 누워서 자면 귀신과 삿된 것을 부른다. 공자가 시체처럼 자지 말라고 한 것은 바로 이것을 가리킨 것이다.

밤에 잘 때 항상 입을 다물고 자는 것을 습관화해야 하는데, 입을 벌리고 자면 기운이 빠져나간다. 게다가 나쁜 기운이 입을 통해 들어가 병이 될 수도 있다. (중략) 또한 잘 때 하룻밤 동안 다섯 번 정도는 자세를 바꾸는 것이 좋다.

밤에 잘 때 편치 않은 이유 중 하나는 이불이 너무 두꺼워서 열이 몰렸기 때문이다. 이런 경우에는 빨리 이불을 걷고 땀을 닦는다. 혹 이불이 너무 얇아서 추위를 느끼면 더 덮는다. 이렇게 하면 편안히 잘 수 있다. 배가 고파서 잠이 오지 않으면 가볍게 음식을 먹고, 배가 불러서 잠이 오지 않으면 차를 한 잔 마시고 가볍게 걸은 후에 앉았다가 잠자리에 든다.

불을 밝게 밝힌 채 잠을 자면 정신이 불안해진다.

손으로 가슴을 누르고 자면 반드시 가위에 눌려서 잘 깨지 못하게 된다. 만약 어둠 속에서 다른 사람이 가위에 눌렸다면 급하게 불을 켜거나 옆에서 큰 소리로 불러 깨워서는 안 된다. 가슴을 누르고 있는 손을 내려준 후에 천천히 불러 깨운다.

시쳇말로 '잘 먹고 잘 자고 잘 싸면 건강하다.'라고 합니다. 그냥 흔한 말이기도 하지만 이러한 활동이 원활하다는 것은 몸과 마음이 건강을 잘 유지하고 있다는 신호이기도 합니다. 특히 요즘 환자들과 이야기를 나누다보면 밤에 숙면을 취하고 다음날 개운하게 일어난다는 분이 그리 많지 않습니다. 잠을 잘 자려면 몸과 마음 모두 적당히 피곤하고 잘 이완되어 있어야 하는데 늘 긴장되어 있고 몸과 마음에 불균형이 남아 있는 상태에서 잠을 자려고 하니 숙면을 취하기가 어려워지는 것이지요. 따라서 깊은 잠을 통해 하루 중에 쌓인 피로를 풀어내려면 자기 안에 있는 (그것이 신체적인 것이든, 정신적인 것이든) 문제를 해결하는 것이 근본적인 방법입니다. 그러한 문제를 풀어가면서 앞에서 말한 방법들을 실천한다면 숙면에 도움이 될 것입니다.

잠을 잘 자는 법의 기본은 몸을 편하게 하는 것입니다. 먼저 자세를 살피자면 척추의 정상적인 만곡을 살려주는 것이 좋습니다. 베개가 너무 높거나 낮으면 목이 불편하므로 반듯이 누워서 잘 때는 낮은 베개를 목 뒤에 받치고 옆으로 누워 잘 때는 어깨높이 정도로 해서 목이 꺾이지 않도록 합니다. 높이를 조정할 수 있는 메밀과 같은 곡류가 들어 있는 베개나 자신에게 적당한 메모리폼 같은 것이 편합니다. 또한 옆으로 누워 잘 때는 무릎 사이에 이불이나 낮은 방석, 쿠션을 끼우고 자는 것이 좋습니다.

어린아이가 자는 모습을 보면 밤새 여러 번 자세를 바꾸고 갓난아이는 돌아가면서 자는데 이것은 건강하다는 표현이기도 합니다.

몸 상태가 괜찮을 때는 한 자세로 계속 누워 자는 것이 힘들기 때문에 자연스럽게 자세를 바꾸게 되지요. 그런데 술에 취했거나 몸의 컨디션이 너무 안 좋을 때는 고정된 자세로 오랫동안 잠을 자기도 합니다. 이렇게 되면 아침에 일어날 때 몸이 찌뿌듯하거나 근육이 뭉치거나 관절이 아프기도 합니다. 또한 반듯이 오래 누워 있으면 실제로 가위에 잘 눌리거나 몸이 불편한 경우도 있습니다. 이전부터 밤새 반듯이 누워서 자는 사람에게는 돈을 꿔주지 말라고 하는데 이것은 이렇게 자는 사람은 건강이 좋지 않으므로 혹시 떼일지도 모르니 주의하라는 말이라고 하지요. 자신이 편안한 자세로 잠을 청하되 밤새 어떻게 자는지도 한 번쯤 살펴볼 필요가 있습니다.

    잠을 잘 때 침실은 가능한 한 어둡게 하는 것이 좋습니다. 자는 동안 실내가 밝으면 이것이 몸에 하나의 자극이 되어 숙면을 취하기가 어렵기 때문입니다. 자신이 심약해서 어두운 것이 싫다면 아주 약한 간접조명을 켜도록 합니다. 밤은 고요하고 깊고 어두워야 다음 날이 가볍고 상쾌합니다.

손쉽게 실천하는 생활 속 양생법

잘 먹고 잘 자는 법을 살펴봤으니 이제 수시로 가볍게 실천해서 건강을 돌보는 방법을 살펴보겠습니다. 한의학에서는 신체의 각 부분은 그 자체로의 기능도 있지만, 몸속 장부들과 밀접한 연관이 있다고 봅니다. 장부에 문제가 생기면 그와 연관된 부분의 기능에 문제가 생기게 되는데, 예를 들면 비위의 기능이 약하면 손목과 발목이 약해져서 잘 다치고 신장의 기운이 약해지면 귀가 어두워진다고 봅니다. 역으로 밖으로 드러난 부분에 적절한 자극을 주면 그와 연관된 장부가 건강해질 수도 있다고 봅니다. 몸의 안과 밖은 일방통행이 아니라 서로 영향을 주고받는 유기적인 쌍방통행이기 때문입니다.

　이러한 사실은 최근 뇌과학에서도 증명이 되고 있습니다. 행복한 자극을 느낄 때 뇌에서 분비되는 물질이 의식적으로 웃는 표정을 지을 때도 분비된다고 합니다. 불교에서 말하는 온화한 얼굴로 하는 보시[和顔施]는 다른 사람의 기분도 좋게 하지만 자신도 건강하게 하는 것이지요. 아무튼 중요한 것은 몸의 각 부분은 서로에게 영향을 준다는 점이고, 이를 이용하면 사소한 습관으로도 좋은 건강 상태를 유지할 수 있습니다.

매일 아침 얼굴을 안마합니다

손바닥을 열이 나게 비벼서 이마 위를 자주 문지르는 것을, 천정(天庭)을 수양하는 것이라 한다. 머리카락이 난 경계를 따라서 14번 내지 21번 문지르면 얼굴에 자연스럽게 윤기가 돈다.

눈의 피로를 자주 풀어줍니다

손바닥을 열이 나도록 비벼서 양쪽 눈에 대는 것을 매일 14번씩 한다. 이렇게 하면 눈에 끼는 것이 없고 눈이 밝아지며 풍사(風邪, 풍증을 일으키는 기운)가 사라지는데, 이보다 나은 방법이 없다.

손가락으로 양 눈썹 끝의 조금 들어간 곳을 27번 누르고, 손바닥과 손가락을 이용해서 양쪽 눈 아래와 광대뼈 위쪽 부위를 문질러주고, 손으로 귀를 40번 잡아당겨서 약간 열이 나게 하고는 손으로 이마를 27번 쓸어 올리는데, 눈썹에서 시작해서 머리칼이 나기 시작한 곳까지 쓸어 올린다. 이 동작들을 하면서 수시로 입에 고인 침을 삼킨다. 이 방법을 늘 실천하면 눈이 밝아져서 1년이 지나면 밤에도 책을 볼 수 있게 된다.

귓바퀴를 문지릅니다

손으로 귓바퀴를 횟수에 상관없이 문질러준다. 귓바퀴를 수양한 다는 것이 바로 이 방법으로, 신장의 기운을 보하여 귀가 먹는 것을 막을 수 있다.

코를 따뜻하게 합니다

가운뎃손가락으로 코 양쪽 가장자리를 20~30번씩 문질러서 코 안팎을 모두 따뜻하게 한다. 코에 물을 댄다는 것으로, 이렇게 하면 폐를 촉촉하게 할 수 있다. 항상 코털을 다듬어야 한다. 코는 기운이 드나드는 문이기 때문이다.

입과 치아를 깨끗하게 합니다

다양한 양생법 중에 입과 치아보다 우선하는 것은 없으며, 양치질을 하지 않거나 입안을 씻어내지 않으면 벌레가 생기게 된다. 열기와 술독은 항상 입안과 치아 사이에 잠복하고 있으므로 때때로 입을 헹구거나 양치질하는 것이 좋다.

매일 새벽에 일어나 고운 소금을 조금 입안에 넣고 따뜻한 물을 머금고는 손가락으로 이를 문지르고 아래윗니를 서로 부딪치기를 100번 한다. 꾸준히 하면 불과 닷새 만에 치아가 튼튼해진다.

음식을 다 먹고 나서 곧 진한 차로 입을 헹구면 입안의 때가 없어져 텁텁한 것이 줄어들고 비위에 영향이 없다.

머리를 자주 빗습니다

머리칼은 혈의 다른 형태이다. 하루에 한 번씩은 빗어야 한다. 머리를 자주 빗으면 눈이 맑아지고 풍기(風氣: 풍병)가 없어진다. 그러므로 양생하는 사람들은 새벽에 일어나 늘 120번 정도 머리를 빗는다.

풍부를 잘 감싸줍니다

풍부(風府)는 뒷머리에 있는 혈 자리의 이름이다. 이 혈은 양의 기운을 가진 경락의 기운을 주관한다. 그러므로 차가운 기운에 상하는 것은 여기에서 시작된다. 몸이 약한 사람은 꼭 그 뒷목을 따뜻하게 감싸는 것이 좋다.

배꼽을 따뜻하게 합니다

뜸 대신에 배꼽에 고약을 바르는 방법, 배꼽을 따뜻하게 해서 아이를 낳게 하는 처방이나 배를 싸매주는 방법, 그리고 배꼽에 쑥을 채워두는 방법 등을 통해 따뜻하게 해준다.

나이가 들면서 생기는 변화 중 하나가 바로 오관의 기능이 떨어진다는 것입니다. 눈과 귀는 침침해지고 후각은 둔해집니다. 게다가 이는 부실해져서 음식을 제대로 씹지 못하고 틀니라도 하면 음식 맛조차 잘 느끼지 못하게 되지요. 머리카락도 그 수가 줄거나 색이 연해져

흰머리가 납니다. 이러한 것은 나이가 들면서 장부의 기능이 점차 쇠약해져서 나타나는 현상입니다. 따라서 단순히 문제가 일어난 부분에서만 그 원인을 찾고 치료해서는 해결이 안 되는 경우가 많습니다.

  앞에서 소개한 양생법들의 공통점은 기능이 약해지기 쉬운 부분을 가볍게 자극을 한다는 것입니다. 이렇게 하면 기혈의 순환이 촉진되어 자극을 준 부분의 기능이 원활해지는 것은 물론 그와 연관된 내부의 장부에도 좋은 자극을 주기 때문에 몸의 전반적인 기능에 긍정적인 효과가 나타날 것을 기대할 수 있습니다. 무엇보다 좋은 점은 다른 도구가 필요한 것도 아니고 특별한 공간이나 많은 시간을 요구하지 않는다는 것입니다. 알고 있다가 수시로 실천한다면 질병을 예방하고 좋은 건강 상태를 유지하는 데 많은 도움이 될 것입니다.

  구선은 다음과 같이 말하였다.
  온종일 바쁘게 일하지 않았는데도 이유 없이 피로한 경우가 있다. 이러한 증상은 오직 한가한 사람들에게 생긴다. 대개 한가하게 노는 사람들은 운동을 하거나 힘을 쓰지 않으면서 배부르게 먹고는 앉거나 눕기 때문에 경락이 잘 소통되지 않고 체액의 흐름이 정체된다. 이런 까닭에 부귀한 사람은 그 겉모습은 즐거우나 마음은 괴롭고, 곤궁한 사람은 마음은 한가하나 겉모습은 괴로워 보인다. 부귀한 사람은 시도 때도 없이 그 욕망을 채우고 절제하지 않으며 귀하고 맛있는 음식을 먹고 바로 잠자리에 들어 병에 걸린다. 그러므로 사람은 피곤하지 않을 정도로 힘을 써서 일해야 한다. 이렇게 하면 영위의 흐름이 좋아지며 혈맥이 조화롭고 잘 흐른다. 비유하자면 흐르는 물이 썩지 않고 문지도리(문짝을 여닫을 때 문짝이 달려 있게 하는 물건)가 좀먹지 않는 것과 같다.

이제까지 일상생활 속에서 쉽게 실천할 수 있는 양생법들을 살펴봤습니다. 우리가 건강하게 살기 위해서는 구선의 말처럼 마음과 몸을 쉼 없이 점검하고 기운이 잘 흐를 수 있도록 살펴야 합니다.

젊었을 때는 모든 기능이 왕성하므로 건강관리의 필요성을 느끼지 못하지만 나이가 들수록 신체 기능은 조금씩 약해지고 마음 또한 경직되기 쉽습니다. 좋은 건강을 오래도록 유지하기 위해서는 마음의 불필요한 힘은 빼고 가능하면 자주 웃고 무리하지 않는 범위에서 몸을 고루 움직여주는 것이 좋습니다.

태을진인(太乙眞人: 명나라 선사)의 칠금문(七禁文)

첫째, 말을 적게 하여 몸 안의 기운을 기른다.
둘째, 성욕을 절제하여 정기를 기른다.
셋째, 담박한 음식을 먹어 혈기를 기른다.
넷째, 침을 삼켜서 장부의 기운을 기른다.
다섯째, 성을 내지 않아 간장의 기운을 기른다.
여섯째, 좋은 음식으로 위장의 기운을 기른다.
일곱째, 고민과 걱정을 적게 하여 심장의 기운을 기른다.

2장 보약

몸이 자꾸 피곤하거나 피로가 쉽게 풀리지 않으면 흔히 "보약 한 제 해 먹어야겠다"는 말을 하곤 합니다. 요즘은 영양보충제나 홍삼과 같은 기능성 식품을 많이 찾기도 하고요. 물론 이런 것을 찾아 먹는다고 해서 근본적인 문제가 해결되는 것은 아닙니다. 보약이 몸과 마음을 지치게 만든 원인까지 해결해주지는 않으니까요. 하지만 각자에게 필요한 것을 잘 선택해서 취한다면 피로가 가중되어 다른 문제가 발생하는 것을 막을 수는 있고, 문제를 해결하기 위해 노력하는 데 필요한 에너지를 보충할 수 있습니다. 그러므로 "뭐에 좋다더라"라는 말에 혹하기보다는 몸의 상태가 어떤지, 그래서 뭐가 필요한지를 알고 그것에 맞게 찾아 먹는 것이 좋습니다. 지금부터 보약에 관해 한 가지씩 짚어가면서 과연 '나'에게 필요한 보약은 무엇인지 살펴보겠습니다.

보약은 왜 먹을까

보약은 말 그대로 허한 상태를 보충[補]해주는 약인 셈인데, 이것은 허해서 생긴 병을 고치는 치료약이라는 의미와 건강한 상태를 유지하는 예방약이라는 의미를 지닙니다. 건강에 대한 관심이 높아지고 검진이나 예방이 일상화되었지만, 아직도 많은 사람들이 의료기관을 찾을 때는 병이 나서 실제로 정상적인 생활에 불편함이 생겼을 때입니다. 하지만 한의학에서는 병의 치료 못지않게 병이 날 것 같은 기미를 빨리 파악하여 건강한 상태로 회복시키는 것을 중요하게 생각합니다. 그래서 "명의는 병이 나기 전에 고치고, 보통 의사는 병이 나야 고친다." 하는 말도 있지요. 한의학의 고전인 《내경》에 보면 이런 이야기가 나옵니다.

두 사람이 길을 가다가 폭우를 만나서, 나무 그늘 아래서 비를 피하면서 떨고 있었다. 비가 그치고 다음 날이 되자 그중 한 사람은 병이 나고 한 사람은 별 탈이 없었는데, 그 이유는 정기(精氣)가 허하고 실한 차이 때문이다.

이것은 몸의 정기가 약해지면 그 틈을 타서 외부에서 병을 일으키는 기운이 침입해서 병이 난다는 이야기로, '사기가 들어온 것은 그 기가 허하기 때문이다[邪氣所湊其氣必虛]'고 표현합니다. 여기서 정기라고 표현한 것은 몸을 병으로부터 지켜주는 기운으로, 현대적으로 표현하면 면역력(항병력)이나 자연치유력이라고 말할 수 있으며, 보약은 이러한 몸의 정기를 길러주는 역할을 합니다.

이전과 비교해서 현대인들의 수명은 늘어났지만 생활환경은 건강을 유지하기 더 어려워지지 않았나 생각됩니다. 자연환경에 대한 인식이 점차 나아지고 있지만 이전보다 오염이 심해졌고 과거의 사람들보다 더 오랜 시간 일합니다. 생활 리듬도 자연의 변화와 상관없는 경우가 많아졌고, '고요 지수'가 높은 곳을 선호할 정도로 너무나 많은 자극에 오감이 노출되어 잠시도 쉴 틈이 없습니다. 게다가 먹는 식품의 양은 늘었을지 몰라도 질은 형편없어, 한 조사에 따르면 식품에 들어 있는 영양이 몇십 년 전의 절반 수준밖에 안 된다고 합니다. 체르노빌이나 후쿠시마 같은 원전 사고를 비롯해 끊임없이 발생하는 환경재앙은 '사람이 건강하게 사는 것은 이제 더 이상 불가능한 일이 아닐까?' 하는 생각마저 들게 합니다. 이러한 여러 악조건은 몸의 자연치유력(정기) 약화를 불러왔습니다. 보약을 먹는 것이 모든 문제를 해결해주는 것은 아니지만 이와 같은 정기의 약화에 대한 한 가지 대처방법일 수는 있습니다.

《손자병법(孫子兵法)》을 보면 '지피지기면 백전불태[知彼知己百戰不殆]'라는 말이 있습니다. 적을 알고 나를 알면 백번 싸워도 위태롭지 않다는 이 말처럼, 보약을 먹는 것도 먼저 자신의 상태가 어떤지를 아는 것이 중요합니다. 그래야 일반적으로 이용할 수 있는 약에는 어떤 것이 있고, 자신에게 맞는 약은 어떤 것인지를 찾아 몸을 보하고 병을 치료할 수 있습니다. 묻지도 따지지도 않고 몸에 좋다고 아무 약이나 먹으면 도리어 해가 될 수도 있습니다.

나는 어떤 사람인가

몸의 상태를 알기 위해서는 한 번쯤 객관적인 시선으로 자신을 관찰해볼 필요가 있습니다. 어떤 의사도 24시간 환자의 생활을 알지는 못합니다. 바꾸어 말하면 자기 자신만큼 자신을 잘 알고 판단할 수 있는 사람은 없습니다. 길을 가다 사고를 당하는 경우를 제외하면 대부분의 병은 자신이 살아온 삶의 결과물 같은 것이어서 어떤 생활 습관을 가지고 살았는가가 몸 상태에 가장 큰 영향을 줍니다. 의사는 이러한 부분을 의학적인 지식과 경험에 비추어 판단하는 것에 불과합니다.

이렇게 자신에 대해서 잘 알고 있으면 어떤 불편한 증상이 생겼을 때 '아, 내가 요즘 이래서 이런 증상이 생겼구나.' 하고 쉽게 추정할 수 있게 되어 의료기관에 가서도 좀더 정확한 치료를 받을 수가 있습니다. 또한 그런 점들을 알고 있어야 약을 먹고 몸이 회복된 후에 건강을 유지하는 것이 가능합니다. 많은 분이 약을 먹었을 때는 조금 나아진 듯하다가 시간이 지나면 마찬가지라고 하는 것은 자신을 알지 못한 채 의사나 치료에만 너무 의존했기 때문입니다. 스스로 어떻게 살고 있고 그것 때문에 몸과 마음에 어떤 불균형이 생길 수 있는지를 알아야 의사와 진정한 파트너십을 가지고 건강을 잘 유지할 수 있습니다.

생활 습관을 체크해보고 무엇이 힘들게 하는가를 살핀 후에는 자기가 어떤 성향을 가진 사람인가를 한 번쯤 확인해보는 것도 필요합니다. 사람은 한 사람 한 사람이 각기 독특한 개성을 가진 존재이지만 일정 부분 공통된 성향을 가진 집단으로 분류해볼 수 있습니다. 이런 것을 흔히 체질이라고 표현합니다. 체질에 관한 이야기는 동서고금 어디서나 다양하게 있었습니다. 사상체질(四象體質)이나 팔체질(八體質)은 최근 우리나라에서 상당히 유행하고 있는 내용이고, 한의학의 고전인 《내경》에도 체질론은 등장합니다. 또한 히포크라테스가 말한 체액설이라든지 넓게는 요즘 유행하는 혈액형이나 심리테스트에 의한 구분도 체질론과 관계가 있다고 할 수 있습니다. 체질의학은 같은 증상이라도 체질에 따라 그 원인이 다르므로 체질에 맞게 치료하고 예방하며, 평상시 생활도 여기에 맞게 해야 한다는 것이 그 중심 내용입니다. 하지만 그렇다고 해서 나누고 구분해서 그 체질에 갇혀 살아서는 안 됩니다. 이런 과정을 통해 각기 체질이 가진 단점을 보완하고 장점을 살려서 자신의 몸과 마음의 균형을 유지하는 것이 더 중요하다고 생각합니다. 다음 내용은 신체의 유형에 따라 자신의 몸 상태를 구분하는 방법입니다.

유형	쉽게 열이 남	쉽게 차가워짐
살찜	고혈압 경향이 있음	저혈압 경향이 있음
마름	쉽게 충혈되는 경향이 있음	저혈압이나 내장처짐의 경향이 있음

이것은 살이 쪘는지 말랐는지, 몸이 차가운지 뜨거운지에 따라 나눈 것으로 일상에서 자신에게 도움이 되거나 피해야 하는 것을 선택하는 기준이 될 수 있습니다. 하지만 앞서 말한 것처럼 건강한 사람이 너무 예민하게 이 기준에 맞출 필요는 없다고 생각합니다. 한의학의 목표는 균형과 조화인데, 너무나 편벽된 생각이나 생활 태도는 또 다른 불균형을 가져올 수 있기 때문입니다. 위의 구분과는 별도로 요즘 사람들은 신경이 예민하고 쉽게 피로해지는 경향이 있는데, 이럴 때는 자극적인 것보다 담백한 것이 도움됩니다.

유형	도움이 되는 것	피해야 할 것
살찜 + 열증	서늘한 것	따뜻한 것, 자극적인 것
살찜 + 한증	따뜻한 것	서늘한 것
마름 + 열증	서늘한 것	따뜻한 것, 자극적인 것, 새콤한 것
마름 + 한증	따뜻한 것	서늘한 것, 새콤한 것

이걸 보면 마르고 살이 찐 것은 쉽게 알겠는데 자신이 열이 많은 사람인지 혹은 차가운 경향의 사람인지를 알 수 있는 기준이 필요할 것입니다. 다음의 내용이 도움을 줄 것입니다.

	열이 많은 사람	차가운 사람
평소 성향	실제 몸이 뜨겁다고 느끼고, 더위를 많이 타며, 시원한 것을 좋아한다.	실제 몸이 차가운 것을 느끼고, 추위를 많이 타며, 따뜻한 것을 좋아한다.
감기	쉽게 걸리지 않고, 걸리면 목이 잘 아프다.	쉽게 걸리고, 걸리면 기침과 가래가 많다.
소변	자주 보며, 색이 노랗거나 때로는 붉은 경우도 있다.	자주 보지 않는다.
대변	변비가 되는 경우가 잦다.	묽은 경우가 많고, 자주 보기도 하고, 쉽게 설사를 한다.

 이러한 내용은 자신의 몸이 어떠한 성향을 가지고 있고 몸이 좋지 않을 때 왜 그렇게 되었는지에 대한 일종의 판단 기준이 될 수 있습니다. 하지만 거듭 당부하건대, 이러한 내용에 사로잡혀서 '난 어떤 사람이니까 뭘 해야지.' 하는 식의 고정관념은 갖지 말길 바랍니다.

내 몸에 맞는 약재는 어떤 걸까

자신이 어떤 성향의 사람인 줄 알았다면 이제 자기에게 필요한 것이 무엇인지를 알아 이용하면 됩니다. 아주 간단하게 정리하면 '내 몸의 성향과 반대의 것을 먹는다.'라고 할 수 있습니다. 몸에 열이 많은 사람은 서늘한 것을 주로 먹고, 차가운 사람은 따뜻한 것을 먹는 것이지요. 하지만 그렇다고 해서 이렇게만 먹으면 건강하다고 받아들여서는 안 됩니다. 현실적으로 가능하지도 않고요. 고루 잘 먹되 체질적 요인으로 인해 병이 났을 때는 좀더 주의하고 몸에 좋지 않은 것을 과하게 먹지 않는다는 정도로 이해하면 좋습니다.

여기서는 평소 건강관리를 위해 자신의 체질적인 성향에 맞춰 가볍게 차로 우려내서 마시거나, 약술로 이용하기 좋은 약재들을 소개해보도록 하겠습니다. 약차나 약술은 약으로 이해하기보다는 일종의 음식으로 받아들이는 것이 좋습니다. 과하게 마시지 말고 가볍게 즐기면 됩니다. 특히 약술의 경우 취할 정도로 마신다면 몸에 도움이 되기보다는 도리어 독이 될 수 있으니 주의해야 합니다.

한의학의 고전 중 하나로 약초에 관해 기술한 《신농본초경(神農本草經)》에서는 약재를 상품(上品), 중품(中品), 하품(下品)으로 분류합니다. 여기에는 지금은 잘 쓰지 않은 약재들도 소개되어 있지만, 그 분류 기준은 참고할 만합니다. 상품은 주로 몸을 보하는 약재들로 장복해도 좋을 것들이고, 하품은 병이 있을 때만 쓰고 병이 그치면 바로 중단해야 하는 약재들, 그리고 중품은 이 중간의 성질을 가진 것들입니다. 따라서 평소에 약차나 약술로 이용하려고 한다면 상품에 속하는 약재 중에서 차고 더운 성질을 구분하여 쓰면 큰 무리가 없습니다.

아래는 많은 분이 몸에 좋다고 찾아드시는 약재들을 그 성질에 따라 나누어본 것입니다. 이 중 성질이 평한 약재는 양쪽 성질의 사람이 모두 복용해도 괜찮다고 보면 됩니다.

따뜻한 약재	감초, 구기자, 꿀, 당귀, 인삼, 숙지황, 천궁, 하수오, 황기, 대추, 동충하초, 두충, 백출, 복분자, 산수유, 오가피, 오미자, 용안육, 육종용, 음양곽, 녹용
평한 약재	둥글레, 산약, 백복령, 산조인, 연씨, 토사자
서늘한 약재	결명자, 매실, 맥문동, 영지버섯, 작약, 생지황, 천문동, 칡

내 몸은 어디가 허할까

이제 좀더 본격적으로 '내 몸에 맞는 보약 찾기'에 들어가겠습니다. 몸과 마음의 기능들이 약해져서 보약을 먹으라고 할 때는 '기'나 '혈'이 허하다고 하거나, '간'이나 '비장'과 같은 특정 장부가 허하다고 하는 경우가 많습니다. 이것은 한의학적인 관점에서 볼 때 몸의 기능을 정상적으로 유지할 수 있도록 해주는 구성 성분인 기와 혈이 부족해지거나, 특정 장부의 기능이 저하된 것을 말하는 것입니다. 흔히 우리가 힘이 없으면 '기운이 없다.'고 말하는 것은 기가 허해져서 그 흐름이 약해진 것을 의미합니다. 신체 기능이 약해진 증상에 따라 음허(陰虛) 또는 양허(陽虛)라고 나누지만 복합적으로 나타나는 경우도 많습니다. 또한 사람의 몸 상태는 계속 변화하고, 그러한 구체적인 상황에 따라서 치료 방식이라든가 약재의 선택에 다양한 변화가 생깁니다. 그러므로 다음에 소개하는 증상들은 참고는 하되 이 내용으로 몸 상태를 단정하지는 말아야 합니다.

기혈음양(氣血陰陽)이 허해졌을 때의 증상

- 기가 허해졌을 때의 증상

만사가 귀찮고 무기력해서 신체 활동을 하기가 싫고 말하는 것조차도 귀찮을 때가 있습니다. 힘이 없고 입맛이 없으며 호흡도 약합니다. 움직이면 쉽게 땀이 나고 대변은 묽은 경향이 있으며 때로는 위처짐증과 같은 내장처짐증이 발생하기도 합니다.

- 혈이 허해졌을 때의 증상

얼굴에 핏기가 없고 입술이 창백합니다. 자주 어지러움을 느끼고, 때때로 팔다리가 저리거나 쥐가 잘 납니다. 손톱이 거칠어지고 머리칼이 윤기 없이 푸석푸석해집니다.

- 양이 허해졌을 때의 증상

추위를 잘 타고, 허리와 무릎이 시립니다. 하체의 힘이 떨어지고, 소변은 자주 보지만 그 양은 적습니다. 성 기능이 저하됩니다.

- 음이 허해졌을 때의 증상

입이 자주 마르면서 피부는 건조해지며 미열이 나고 자주 손과 발, 뺨이 달아오르거나 가슴이 답답합니다. 식은땀이 나고 잦은 기침을 하며, 소변량이 줄어들고 성 기능이 저하됩니다.

오장의 기운이 허해졌을 때의 증상

• 간장이 허해졌을 때의 증상

쉽게 피곤하고 어지러움이나 눈의 피로를 느낄 수 있습니다. 해독 능력이 떨어져 몸에 노폐물이 쌓이고, 간염과 같은 심각한 간의 질병이 발생하기 쉽습니다. 열이 많고, 성적인 활력이 떨어져서 발기부전과 전립선의 문제가 잘 발생합니다. 심리적으로는 쉽게 초조해하고 화를 잘 내며 신경질적입니다. 사소한 일에 집착하기도 합니다.

• 심장이 허해졌을 때의 증상

가슴의 두근거림이나 심장 질환(심장병, 협심증)이 쉽게 발생합니다. 복근이 자주 긴장하고 손바닥에 땀이 많이 납니다. 혀가 설태로 덮여 있으며 복부에 동계(배를 누르면 심장박동처럼 뛰는 것이 느껴지는 증상)가 있는 경우가 많으며 쉽게 피곤해집니다. 심리적으로는 만성적인 피로와 스트레스에 시달리고, 자신에 대해 쉽게 실망하며 매사에 소극적인 경향이 있습니다.

• 비장이 허해졌을 때의 증상

소화 능력이 나빠지고, 입맛이 떨어집니다. 얼굴은 어두운 황색을 띠고, 쉽게 감기에 걸립니다. 배꼽 주변이 경직되고 예민해져 있는 것을 관찰할 수 있습니다. 혈액순환 장애로 인한 수족냉증으로 고생하기도 합니다. 심리적으로는 쉽게 불안해하고 침착하지 못하며, 작은 것에 집착하는 경향이 있습니다. 너무 많은 생각을 하고 간혹 지나친 연민에 빠지기도 합니다.

• 폐장이 허해졌을 때의 증상

감기에 쉽게 걸립니다. 호흡이 약해져 이로 인한 긴장이 잘 생기고, 특히 어깨가 쉽게 긴장됩니다. 혈액순환이 잘 안 되고 산소가 부족해져서 머리가 무겁다고 느끼며, 기침으로 고생하기 쉽습니다. 심리적으로는 불안감과 우울, 그리고 과민한 경향이 있고 히스테리를 부리기도 합니다.

• 신장이 허해졌을 때의 증상

요통이 쉽게 발생하고, 소변을 자주 보며 피부색이 어둡고 탄력이 없는 경우가 많습니다. 성욕 또한 약해집니다. 골다공증과 같은 뼈의 질병이 자주 발생합니다. 이명이나 청력의 저하가 생기기도 합니다. 심리적으로는 불안해하고 두려워하는 경향이 있고, 결단력 부족으로 고생하기도 하며, 참을성이 부족하기도 합니다.

앞의 내용들을 쭉 읽다보면 자신의 몸 상태가 어떤 내용에 딱 들어맞기보다는 여러 경우에 복합적으로 해당되는 경우가 더 많을 것입니다. 왜냐하면 장부의 기능과 기혈음양의 상태는 서로 영향을 주면서 균형을 이루고 있기 때문에 어느 한 부분에 문제가 발생하면 그것을 보완하기 위해서 다른 부분들이 전체적으로 변화하기 때문입니다. 그래서 전체적으로는 허한 상태이지만 부분적으로 기능이 항진된 실한 부분이 있을 수 있고, 부분적으로 기능이 조금 저하됐지만 전체적으로는 큰 문제가 없을 수도 있습니다. 따라서 몸의 상태를 파악할 때는 그런 점들을 함께 고려해야 합니다.

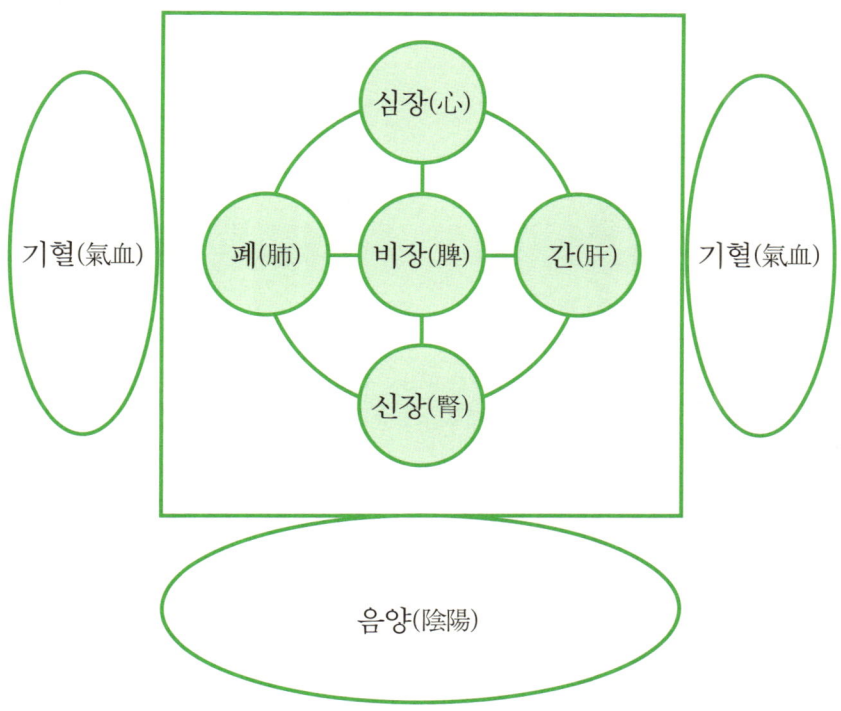

우리의 몸과 마음이 건강하려면
오장육부와 기혈음양 균형이 중요하다.

기를 보하려면 어떤 처방이 좋을까

 몸이 약해질 때는 순순하게 어느 한 부분만이 약해지는 것이 아니라 여러 부분에 걸쳐서 복합적으로 기능이 저하됩니다. 처음 몸에 미세한 변화가 있을 때(한의학에서는 이 상태를 '아직은 병이 아니다.'라는 의미로 '미병未病'이라고 표현) 대부분의 사람들이 그 신호를 무시하고 '그냥 이러다 말겠지.' 하고 넘어가는데, 그런 것들이 누적되어 점점 몸의 다른 부분들까지 약해집니다. 또한 개인의 성향이나 생활 습관 그리고 그 사람이 하는 일에 따라서 다양한 변수가 발생하므로 평소 자신이 생활하는 방식에 따라 몸과 마음의 어떤 부분이 약해지기 쉬운가를 잘 살펴서 그 기미가 보일 때 보해주는 것이 좋습니다.

 다음의 내용들은 각각의 허한 증상들에 쓸 수 있는 기본적이고 대표적인 처방과 약재입니다. 잘 알아두었다가 뭔가 조짐이 보일 때 잘 이용하거나, 평상시에 연하게 차로 음용하면 도움이 될 것입니다.

기혈음양의 허증을 보하는 대표적인 처방

• 기를 보하는 약재와 처방

약재: 인삼, 만삼, 황기, 백출, 산약, 백편두, 대추, 감초, 꿀

처방: 사군자탕(인삼 , 백출, 백복령 , 감초 각 4그램)

• 혈을 보하는 약재와 처방

약재: 지황, 하수오, 당귀, 백작약, 아교, 용안육, 상심자

처방: 사물탕(숙지황, 백작약, 당귀, 천궁 각 4그램)

• 음을 보하는 약재와 처방

약재: 숙지황, 천문동, 맥문동, 오미자, 산수유, 구기자, 사삼, 여정자, 검은콩, 둥글레

처방: 육미지황탕(숙지황 16그램, 산약 8그램, 산수유 8그램, 백복령 6그램, 목단피 6그램, 택사 6그램)

• 양을 보하는 약재와 처방

약재: 녹용, 육종용, 호도, 쇄양, 파극천, 호로파, 복분자, 동충하초, 음양곽, 사상자, 두충, 토사자, 익지인

처방: 팔미지황탕(숙지황 16그램, 산약 8그램, 산수유 8그램, 백복령 6그램, 목단피 6그램, 택사 6그램, 부자 2그램, 육계 2그램)

※ 부자는 중독성이 강한 약재이므로 반드시 한의사의 처방하에 씁니다.

오장의 허증을 보하는 대표적인 처방

• 간장

사물탕: 숙지황, 백작약, 당귀, 천궁 각 4그램

• 심장

성심산: 인삼, 맥문동, 오미자, 원지, 복신, 생지황, 석창포 각 4그램

• 비장

이공산: 인삼, 백출, 백복령, 감초, 진피 각 4그램

• 폐장

사군자탕: 인삼, 백출, 백복령, 감초 각 4그램

• 신장

육미지황탕: 숙지황 16그램, 산약 8그램, 산수유 8그램, 백복령 6그램, 목단피 6그램, 택사 6그램

이외에도 각 경우에 대한 처방은 아주 다양하고, 의사의 관점에 따라 대표 처방도 다를 수 있지만, 소개한 처방들은 간단하고 기본이 되는 것입니다. 의사가 환자를 진단해서 처방할 때는 다양한 증상 중에서 가장 중심이 되는 것이 무엇인가를 먼저 파악합니다. 즉, 몸이

약해지게 된 가장 중요한 원인을 찾는 것이지요. 그러고 나서 그것에 의해 유발된 증상과 몸의 다른 부분을 함께 살펴서 처방을 구성합니다. 이러한 이유 때문에 보약은 그 처방의 구성이 아주 다양하고, 같은 사람에게 쓰는 처방이라도 때에 따라 달라집니다.

이렇게 말하면 '그럼 결국 한의원에 가서 진료를 받고 보약을 먹으란 말이냐.'라는 생각이 들 것입니다. 제대로 몸에 맞게 약을 쓰려면 평소에 자신을 잘 아는 의사(주치의)와 상담하는 것이 좋다고 생각합니다.

병은 '나'를 잘 아는 의사와 함께 다스리고, 미병은 '나'를 제일 잘 아는 '내'가 스스로 다스리는 것이 좋습니다.

골라먹는 상황별 보약

제대로 먹고 잘 내보내는 것, 몸과 마음을 고루 잘 쓰는 것, 그리고 충분한 휴식은 건강을 유지하는 데 필요한 가장 기본적인 것들입니다. 이것이 제대로 되지 않으면 가랑비에 옷 젖듯이 몸과 마음은 점점 지쳐 견딜 수 있는 어떤 한계점을 벗어나고 '아, 몸에 뭔가 문제가 있구나.' 하고 느끼게 되는 것이지요.

한의학에서는 몸이 허해지는 원인을 크게 3가지로 구분해서 봅니다. 첫째 식사를 제대로 챙겨 먹지 못하여 비위의 기능이 손상된 경우[內傷], 둘째 너무 일을 많이 해서 피로가 누적되어 만성피로[勞倦]가 생긴 경우, 그리고 셋째는 선천적으로 약하게 타고 나서 늘 병약한 경우입니다. 이런 원인이 개인의 타고난 체질이나 몸과 마음을 쓰는 습관과 합해져서 다양한 허한 증상을 만드는 것이지요.

여기서는 생활하면서 쉽게 마주치는 경우에 쓸 수 있는 처방을 소개하겠습니다. 자신의 증상이나 생활 방식에 맞춰 선택해서 이용하되,

아무리 좋은 약도 소화·흡수할 수 있는지를 고려해야 합니다. 아주 특별한 경우에는 외용으로도 쓰지만, 많은 경우 내복하게 되므로 일단 위장에서 소화를 잘 시킬 수 있어야 합니다.

따라서 보약을 선택할 때 항상 먼저 고려해야 할 것이 자신의 비위 기능이 정상적으로 작용하고 있는가 하는 점입니다. 만약 이 부분이 원활하지 않다면 소화기를 건강하게 하는 것을 무엇보다 우선으로 생각해야 합니다.

상황별 일상다반사 보약

- 비위 허약

육군자탕: 반하 6그램, 백출 6그램, 진피 4그램, 백복령 4그램, 인삼 4그램, 감초 2그램, 생강 3쪽, 대추 2개

※ 반하는 중독성이 있는 약재이므로 반드시 한의사의 처방하에 씁니다.

- 만성피로

보중익기탕: 황기 6그램, 인삼 4그램, 백출 4그램, 감초 4그램, 당귀 2그램, 진피 2그램, 시호 1.5그램, 승마 1.5그램

공진단: 녹용, 당귀, 산수유, 사향, 꿀

팔물탕: 인삼, 백출, 백복령, 감초, 숙지황, 당귀, 천궁, 백작약 모두 각 4그램

• 근육피로

쌍화탕: 작약 10그램, 숙지황 4그램, 황기 4그램, 당귀 4그램, 천궁 4그램, 계피 3그램, 감초 3그램, 생강 3쪽, 대추 2개

• 정신피로

귀비탕: 당귀 4그램, 용안육 4그램, 산조인 4그램, 원지 4그램, 인삼 4그램, 황기 4그램, 백출 4그램, 복신 4그램, 목향 2그램, 감초 2그램, 생강 3쪽, 대추 2개

• 선천적인 허약

육미지황탕: 숙지황 16그램, 산약 8그램, 산수유 8그램, 백복령 6그램, 목단피 6그램, 택사 6그램

경옥고: 생지황, 인삼, 백복령, 꿀

좋다는 그것도 알고 먹자

요즘 길을 가다보면 건강원이라고 이름 붙여진 간판도 많고, 몸에 좋다고 광고하는 것도 참 많습니다. 이웃이나 지인이 먹고 좋아졌다더라 하는 말을 들으면 그걸 먹으면 힘이 날 것 같은 기분이 들기도 하지요. 때론 방송까지 이런 분위기를 만들기도 합니다. 방송에서 어느 날 건강에 뭐가 좋다고 하면 다음 날부터 그걸 찾는 사람이 몇 배로 늘어난다고 합니다. 한의원에 찾아와 개소주를 내려먹을 때 어떤 약재를 넣으면 좋겠냐고 묻는 경우도 있고요. 우리 사회의 이런 경향은 넓게는 전통 의학의 한 측면으로 해석할 수 있다고 생각합니다. 다만 한 가지 유념했으면 하는 점은 앞서 말한 것처럼 남들이 좋다고 해서 자신에게도 좋으리라는 법은 없다는 것입니다. 그러므로 최소한 자신의 몸이 어떤 상태인지 먼저 파악하고, 건강원에서 달여주는 것이 어떤 특징이 있고 어떨 때 도움이 되겠구나 하는 정도는 알고 이용하면 좋습니다.

개

개고기의 성질은 따뜻하고 그 맛은 짠데, 위장을 튼튼하게 하고 신장의 기운을 따뜻하게 하며 양기를 돕는 효능이 있습니다. 따라서 비장과 신장의 기운이 떨어지고 몸이 차가워졌을 때 알맞고, 평소에 기가 실하고 화가 많은 사람은 먹지 않는 것이 좋습니다. 또한 열병을 앓고 난 후 음이 허해져서 허열이 있는 경우에도 삼가야 합니다.

흑염소

흑염소는 성질이 매우 따뜻하고 맛이 달며 독이 없다고 합니다. 기혈을 보하고 비장과 신장의 기운을 따뜻하게 해주어 식욕을 돋게 해 살이 찌고 튼튼하게 해주는 효능이 있습니다. 그 속성상 개가 남성에게 적합하다면 흑염소는 몸이 차갑고 허약한 여성에게 더 적합하다고 봅니다. 그래서 이전부터 여성의 몸을 보하는 데 많이 써왔지요. 하지만 체질상 열이 많은 사람에게는 적합하지 않고, 살을 찌우는 효능이 있으므로 이점을 유의해야 합니다.

붕어와 가물치

붕어는 성질은 평하고 맛이 달며 주로 비위를 튼튼하게 해주는 효능이 있어서 식욕이 떨어지고 기력이 없는 사람에게 적합합니다. 또한 몸이 붓고 소변이 잘 안 나가는 데도 씁니다. 이것은 비위가 튼튼해지면 몸의 전반적인 순환이 개선되어 그 증상들이 좋아지기 때문이라고 봐야 합니다. 따라서 붕어는 위장 기능이 약해서 입맛이 없거나 몸이 붓고 소변이 시원치 않을 때 적당합니다. 가물치는 성질이 차고 맛이 달며, 비위를 보하고 소변이 잘 나오게 하는 효능이 있습니다. 그 이름이 임산부에 좋다는 '가모치(加母致)'에서 유래했다는 설이 있는 것처럼 민간에서는 산후에 부기를 내리는 데 많이 씁니다. 하지만 그 성질이 본래 차갑기 때문에 산후 부종에 쓸 때는 다른 약재를 통해 그 찬 성질을 완화해주는 것이 좋습니다.

호박

호박은 성질이 따뜻하고 맛이 달며, 위장을 튼튼하게 하고 가래를 배출하게 하는 효능이 있습니다. 흔히 몸이 붓거나 출산 후 부기를 빼는 데 많이 쓰고 있는데, 비장 기능 저하로 체액의 순환이 잘 되지 않아 몸이 부은 경우에는 삼가는 편이 좋고, 《본초강목(本草綱目)》에서는 너무 과하게 먹으면 각기와 황달을 일으킨다고 했으니 참고해서 이용해야 합니다.

배

배는 성질이 서늘하고 맛은 달고 새콤합니다. 몸에 진액을 생기게 하고 갈증을 멎게 하며 폐를 촉촉하게 해주고 가래를 삭이는 효과가 있습니다. 또한 열을 내려서 가슴의 번열(煩熱: 몸에 열이 많이 나고 가슴이 답답한 증상)을 없애주기도 합니다. 이런 효능 때문에 가을이 되면 감기를 예방할 목적으로 배즙을 내려서 먹는 사람이 많지요. 도라지나 꿀을 같이 넣기도 하고요. 그런데 한 가지 유의할 점은 배의 성질이 차다는 점입니다. 즉 배는 열을 동반한 증상에 적당하지 평소에 비위가 허하고 차가운 사람이나 폐가 차서 기침을 하거나 가래가 생기는 사람에게는 적당하지 않다는 것이지요. 또한 위장이 약해서 설사를 자주 하는 사람이나 산후에도 삼가는 것이 좋습니다.

이외에도 민간에서 전해 내려오는 것들이 많이 있는데, 그중에는 '뭐에는 뭐가 좋다.'라는 식의 것들이 대부분입니다. 그러한 지식은 오랜 기간 축적된 경험의 결과로 소중한 것이긴 하지만 모든 경우에 적용되는 것은 아닙니다. 그러므로 이런 정보는 한 번쯤 선별 과정을 거쳐 취사선택을 해야 합니다.

보약 언제 먹고,
먹고 나면 뭐가 좋아지나

보약을 먹어야겠다는 생각을 할 때는 몸이 자꾸 피곤하고 피로가 잘 회복되지 않을 때입니다. 하지만 앞서 이야기한 것처럼 몸이 허해져서 나타나는 증상들은 아주 다양하므로 이런 신호를 잘 알아두었다가 기미가 보일 때는 과로를 피한다든가 아니면 그 경우에 맞는 약을 통해서 미리 단속하면 좋습니다.

    결론적으로 말하자면 보약을 먹는 시기는 특별히 정해져 있지 않습니다. 몸에 필요할 때, 즉 몸이 허해졌거나 허해지려고 할 때 먹는 것이 좋습니다. 흔히 여름에는 보약을 먹으면 땀으로 다 빠져나가서 효과가 없다고 말하지만 여름에도 몸이 약해진다면 그 상황에 맞는 약을 통해서 몸을 회복시켜주는 것이 좋습니다. 의서에도 여름철에 몸을 보하는 데 쓰는 처방이 따로 있습니다. 게다가 요즘엔 에어컨 같은 냉방기기 때문에 여름에도 찬 기운에 몸을 상하는 경우도 많습니다. 이럴 때는 음식이나 약을 써서 기운을 보강해주는 것이 좋지요.

일반적으로 몸은 생리적인 특성상 계절이 바뀌는 환절기에 많은 기운을 소모합니다. 왜냐하면 우리나라처럼 계절의 변화가 뚜렷한 경우 외부 환경 변화에 적응하기 위해서 몸은 다른 시기보다 기운을 많이 소모하기 때문입니다. 환절기에 감기에 잘 걸리거나, 겨울이 지나고 봄이 올 때 노인들이 많이 돌아가시거나, 춘곤증으로 고생한다거나, 계절을 타는 것도 같은 이유입니다. 따라서 겨울에서 봄으로 넘어갈 때, 여름에서 가을로 넘어갈 때는 휴식을 충분히 취하고 약한 부분은 보강할 필요가 있습니다. 만약 특정한 계절만 되면 발생하는 질환이 있다면 그 계절이 되기 한 달 정도 전에 미리 채비를 해두면 무탈하게 지낼 수 있습니다.

자신에게 잘 맞게 약을 썼다면 일반적으로 다음과 같은 변화가 나타납니다.

- 감기에 걸리지 않거나 지금까지 잘 걸렸던 병에 걸리지 않게 되었다.
- 병이나 상처가 이전보다 빨리 회복된다.
- 밥맛이 좋아지고 소화도 잘되며 대변도 변비나 설사 없이 규칙적으로 보게 된다.
- 어깨나 목이 무겁고 뻐근한 증상이 줄어든다.
- 몸이 차거나 붓는 증상이 사라진다.
- 잠을 잘 자고, 아침에 일어나는 것이 가벼워진다.

• 기분이 이전보다 즐거워진다.

   이러한 호전 반응은 건강하다면 당연한 것입니다. 하지만 몸과 마음이 지치면서 자신도 모르게 서서히 그 기능이 나빠진 것이지요. '나에게 맞는 보약'은 이런 몸과 마음의 상태를 본래 자리로 회복시켜줍니다.

약은 어떻게 달여서 어떻게 먹나

이전부터 약은 짓는 사람, 달이는 사람, 복용하는 사람, 이 세 사람의 정성이 합쳐져야 효과가 난다고 말합니다. 이 말은 병이 낫는 데는 마음의 정성이 중요하다는 것을 강조한 것이지만 실제로 약을 잘 달이는 것도 그 효과에 영향을 줍니다.

우선 자신에게 맞는 약재를 구했으면 잠시 물에 담가두었다가 흐르는 물에 씻어 물기를 제거해서 혹시 약재에 있을지도 모르는 잡물을 제거하는 것이 좋습니다. 정상적인 검사와 유통 과정을 거친 약재라면 걱정할 필요는 없지만, 그래도 잔류 농약이나 중금속이 걱정된다면 술로 약재를 씻거나 가정용 초음파 세척기를 이용해도 됩니다.

약을 달일 때는 전통적으로 이용해온 옹기약탕기를 이용하면 좋은데 약탕기의 재질이 약의 맛이나 효과에 약간의 영향을 주기 때문입니다. 여의찮다면 전기약탕기나 돌이나 내열유리로 된 바닥이 좁은 용기를 이용하는 것이 좋습니다. 최근에는 한약을 달이는 기능이 있는 여러 제품이 있어 이런 것을 이용하는 것도 괜찮습니다.

　의서에서는 약의 종류에 따라 달이는 물을 달리하고 있지만 일상에서 그렇게까지 하기는 어렵고 생수나 수돗물을 끓였다가 식힌 물을 사용하면 적당합니다. 약을 달일 때는 약 한 첩에 물을 한 대접(약 500ml) 정도 붓고 커피잔으로 한 잔(100~120ml) 정도 될 때까지 달이면 됩니다. 처음에는 센 불로 달이다가 끓기 시작하면 화력을 줄여서 달입니다. 박하, 곽향, 사인, 소엽, 목향과 같이 향이 있는 약재들은 따로 두었다가, 다른 약재를 한동안 끓인 후에 나중에 넣어 살짝 달이는 것이 좋습니다. 한 번 달인 약재를 말려두었다가 두 첩 분량을 같이 합쳐서 한 번 더 달여서 먹기도 하지만 충분히 추출했다면 재탕까지 할 필요는 없습니다. 이런 약재는 잘 말려서 천 주머니에 넣고 족욕이나 반신욕을 할 때 우려서 이용하면 됩니다.

　탕약은 병증에 따라서 하루에 3번 복용할 수도 있지만 보통은 하루 2번(아침, 저녁) 복용하면 적당합니다. 약은 대개 따뜻하게 데워서 천천히 차를 마시듯이 복용하는 것이 좋습니다. 하지만 약 자체의 성질이 너무 뜨거운 경우(대표로 부자가 들어간 처방)에는 좀 식혀서 미지근한 정도로 복용하는 것이 좋습니다.

　한약과 같은 생약재는 식후 한 시간 정도 후에 복용하면 소화·흡수가 잘된다고 합니다. 하지만 이 시간을 지키기 어려울 경우에는 식간의 공복에 복용한다는 생각으로 복용하면 무리가 없습니다. 만약 복용하면서 위장에 불편함을 느낀다면 우선 1회 복용량을 절반 정도로 줄여보고, 그래도 불편감이 지속한다면 약재의 선택이 잘못된 것일 수 있으므로 의사와 상담하는 것이 좋습니다.

한약을 복용하는 동안은 일반적으로 약의 흡수를 방해하기 쉬운 너무 기름지고 차가운 음식은 삼가야 합니다. 또한 약의 성질과 반대되는 성질의 음식도 피하는 것이 좋고, 메밀이나 녹두는 해독 기능이 강해 약효 자체도 중화시킬 수 있으므로 되도록 안 먹는 것이 좋습니다. 흔히 한약을 먹을 때 무를 먹지 말라고 하는 것은 약재 중에 지황이란 약재의 약성을 무가 중화시켜버리기 때문입니다. 하지만 지황이 들어 있더라도 익힌 무는 먹어도 괜찮고, 지황이 들어가지 않은 경우라면 생무 역시 먹어도 무방합니다. 이외에 약을 복용하는 동안에는 과음하거나 몸을 혹사하는 것과 같은 몸의 정상적인 리듬을 깨는 일은 자제해야 좋은 효과를 볼 수 있습니다. 약만으로 모든 문제를 해결한다는 생각보다는 이 기회를 통해서 생활을 점검하고 건강을 회복한다고 생각하는 것이 좋습니다.

건강한 삶이 최고의 보약

많은 분이 한의원에서 약을 지어 먹는다고 하면 모두 보약을 먹는 것으로 생각하지만 꼭 그렇지는 않습니다. 한의학은 자연과 인간을 음양오행이라는 틀을 통해 바라보고 해석합니다. 사람이 병드는 것은 이러한 음양오행의 균형이 깨졌기 때문이라고 보고, 약재를 이용해서 그 균형을 회복시킵니다. 따뜻한 성질을 가진 약재가 있는가 하면 차가운 성질을 가진 약재도 있고, 단맛을 지닌 약재가 있는가 하면 새콤하거나 쓴맛을 가진 약재도 있습니다. 이러한 약재들이 가진 음양오행의 치우친 성질을 이용해서 몸의 불균형을 바로 잡아주는 것이 한약 처방입니다. 보약은 이러한 방편 중에 약해진 것을 보해주기 위한 방법[補法]일 뿐입니다.

그런데 보약이라고 해서 계속 먹으면 좋기만 할까요? 보약에 쓰이는 약재들이 대체로 그 성질이 완만하고 장복하는 데 적합하지만 보약 또한 몸을 치료하기 위한 약이라는 것을 잊어서는 안 됩니다. 말하자면 보약도 약입니다. 날이면 날마다 먹으면 좋은 것이 아니라 필요할 때 필요한 만큼만 써야 한다는 것이지요. 계속 먹어도 무탈한 최고의 보약은 이미 음식이라는 형태로 밥상에 올라와 있습니다. 모든 약은 되도록 안 먹거나 최소한으로 먹는 것이 좋습니다.

보약은 몸의 약한 부분을 보충하여 면역력을 강화해주기 때문에 몸이 허한 상태에 빠지거나 건강이 하향곡선을 그리고 있을 때 복용해야 합니다. 잘못 판단해서 허하지 않고 실한 상태(병이 한참 진행 중인 상태로 병에 대한 몸의 저항이 한창일 때)에 쓰게 되면 오히려 병을 더욱 중하게 할 수도 있습니다. 이런 경우에는 우선 급한 병세를 치료하고 난 후 회복하는 시기에 복용하는 것이 좋습니다. 다만 특정 질환이 만성적으로 오래가는 경우에는 몸의 자연치유력 향상을 목적으로 그때의 몸 상태에 맞춰 보약을 쓸 수도 있습니다.

모든 기능이 순조로운 건강한 상태에서 보약을 복용할 필요는 없다고 봅니다. 과하면 부족한 것과 같다는 말처럼 건강하다면 좋은 생활 습관을 지속해주는 것으로 충분합니다.

이제까지 보약에 관해서 이야기했지만 약에 의존하는 마음을 갖는 것은 바람직하지 않습니다. 약은 어디까지나 약일 뿐이고 자신에게 가장 필요하고 좋은 보약은 바로 자기 안에 있으니까요. 매일매일의 삶을 긍정적인 마음과 건강한 생활 습관으로 산다면 그것이 바로 세상에서 둘도 없는 영약일 것입니다.